Uni-Taschenbücher 678

T0234474

UTB

Eine Arbeitsgemeinschaft der Verlage

Birkhäuser Verlag Basel und Stuttgart
Wilhelm Fink Verlag München
Gustav Fischer Verlag Stuttgart
Francke Verlag München
Paul Haupt Verlag Bern und Stuttgart
Dr. Alfred Hüthig Verlag Heidelberg
Leske Verlag + Budrich GmbH Opladen
J. C. B. Mohr (Paul Siebeck) Tübingen
C. F. Müller Juristischer Verlag – R. v. Decker's Verlag Heidelberg
Quelle & Meyer Heidelberg
Ernst Reinhardt Verlag München und Basel
F. K. Schattauer Verlag Stuttgart – New York
Ferdinand Schöningh Verlag Paderborn
Dr. Dietrich Steinkopff Verlag Darmstadt
Eugen Ulmer Verlag Stuttgart
Vandenhoeck & Ruprecht in Göttingen und Zürich
Verlag Dokumentation München

Peter Wunderlich

Kinderärztliche Differentialdiagnostik

Ein Leitfaden
für die rationelle Diagnostik
am kranken Kinde

Mit 11 Abbildungen und 19 Tabellen

Springer-Verlag Berlin Heidelberg GmbH

Dr. sc. med. Peter *Wunderlich*, geboren 1935 in Rostock, studierte 1953 bis 1958 an der Medizinischen Fakultät der Universität Greifswald und der Medizinischen Akademie Dresden. Seit 1961 an der Kinderklinik der Medizinischen Akademie Dresden tätig, seit 1967 als Oberarzt, 1969 Habilitation.

Stellvertretender Vorsitzender der Arbeitsgemeinschaft Bronchopneumologie der Gesellschaft für Pädiatrie der DDR.

Bisher mehr als 100 wissenschaftliche Veröffentlichungen, darunter viele Gemeinschaftspublikationen, vorwiegend über Kinder-Bronchopneumologie, Geschichte der Kinderheilkunde und EDV-Anwendungen in der Medizin. Mitautor der Bücher „Chronische Bronchitis im Kindesalter" (herausgegeben von L. Weingärtner und H.-J. Dietzsch, Leipzig 1975) und „Asthma bronchiale im Kindesalter" (zusammen mit W. Thal und W. Leupold, Leipzig 1977).

CIP-Kurztitelaufnahme der Deutschen Bibliothek

Wunderlich, Peter
Kinderärztliche Differentialdiagnostik: e. Leitf. für d. rationelle Diagnostik am kranken Kinde. – Darmstadt: Steinkopff 1977.
(Uni-Taschenbücher; 678)
ISBN 978-3-7985-0468-4   ISBN 978-3-642-72327-8 (eBook)
DOI 10.1007/978-3-642-72327-8

Buchbinderei: Sigloch & Henzler, Stuttgart

Meinen Eltern
und
dem Andenken
meiner Schwester
gewidmet

Peter Wunderlich

Geleitwort

Im Kindesalter sind Diagnostik und Differentialdiagnostik durch mehrere Besonderheiten erschwert. Einmal kann uns das kranke Kind nur in den seltensten Fällen seine Beschwerden selbst mitteilen. Fast immer sind wir auf anamnestische Angaben Dritter, d.h. der Eltern oder der Pflegepersonen, angewiesen, und es ist eine Erfahrungstatsache, daß diese Angaben häufig mehr oder weniger stark von Angst und Sorge beeinflußt sind. Zum anderen handelt es sich beim kranken Kind um einen Patienten, dessen Besonderheiten durch ständige Entwicklungs- und Wachstumsprozesse geprägt sind. Es treten deshalb oft Krankheitserscheinungen und Organstörungen auf, die in der Pathologie des Erwachsenen völlig unbekannt sind oder die im Vergleich zum Erwachsenen größeren Variationsbreiten oder anderen Abweichungen unterliegen. Außerdem erschwert die mangelnde Mitarbeit oder sogar die Abwehr des Kindes bei der Untersuchung den diagnostischen Prozeß. Aus diesem Grunde sind Fehldiagnosen leider keine Seltenheit. Um hier eine konkrete Hilfestellung zu geben, hat sich der Autor der schwierigen Aufgabe unterzogen, einen kurzgefaßten Leitfaden der Differentialdiagnostik für Studenten und für Ärzte, die selbst nicht Fachärzte für Kinderheilkunde sind, zu erarbeiten. Hinzu kommt, daß jüngere Ärzte oft Schwierigkeiten haben, Lehrbuchwissen, das nach Krankheitsgruppen geordnet ist, praxiswirksam anzuwenden. Der Arzt in der Praxis ist ständig mit Symptomen konfrontiert, von denen ausgehend er das diagnostische Vorgehen entwickeln muß. Das Buch entspricht daher dem dringenden Bedürfnis nach schneller Orientierung und schließt eine Lücke im medizinischen Schrifttum.

Es wird dem Studenten zur Vertiefung des Vorlesungsstoffes über den interdisziplinären Komplex Leitsymptome und zur Vorbereitung auf das Examen sowie jedem Arzt, der Kinder im Rahmen der Grundbetreuung zu behandeln hat, von Nutzen sein.

Ich wünsche deshalb dem Buch eine weite Verbreitung.

Prof. Dr. sc. med. Dietzsch

Vorwort

Dieses Buch ist für Studenten bestimmt sowie für Ärzte, die – häufig oder gelegentlich – kranke Kinder zu behandeln haben, ohne selbst Kinderarzt zu sein. Das trifft also vor allem auf Fachärzte für Allgemeinmedizin aber auch auf Ärzte anderer Fachdisziplinen zu. Verabredungsgemäß wendet sich diese Differentialdiagnostik nicht an Fachärzte für Kinderheilkunde oder Kollegen in dieser Facharztausbildung.

Erfahrungsgemäß bereitet es Studenten und jungen Ärzten oft größere Schwierigkeiten, den Übergang von den im Lehrbuch und der Vorlesung systematisch abgehandelten Krankheitsbildern zu den Bedingungen der klinischen und poliklinischen Praxis zu finden. Ein erhebliches Umdenken ist nötig, wenn von den Beschwerden, die vom Kind oder seinen Eltern genannt werden, und den objektiv nachweisbaren Krankheitszeichen auf die als Ursache in Frage kommenden Erkrankungen geschlossen werden soll.

Dieser – unter Umständen schwierige und komplizierte – *Weg vom Symptom zur Krankheit* ist Inhalt der Differentialdiagnostik und Gegenstand dieses Buches. Er setzt systematische Kenntnisse der Kinderkrankheiten voraus und baut auf ihnen auf.

Nach einem Wort von Franz *Volhard* (1872–1950) besteht die Differentialdiagnostik vor allem darin, daß an alle möglichen Diagnosen gedacht wird. Um dieses „Darandenken" zu erleichtern, wurde in diesem Buche häufig von knappen Aufzählungen und Tabellen Gebrauch gemacht. Wichtige Gesichtspunkte sind drucktechnisch entsprechend hervorgehoben worden.

Das Hauptgewicht der Darstellung wurde auf die in der ärztlichen Praxis am häufigsten vorkommenden oder die differentialdiagnostisch bedeutungsvollsten Krankheiten gelegt, sehr seltene Erkrankungen und Syndrome wurden nicht berücksichtigt.

Möge dieses Buch sich zum Wohle unserer kranken Kinder als nützlich erweisen.

Dresden, im Frühjahr 1976

Der Verfasser

Inhaltsverzeichnis

1

**Allgemeine Gesichtspunkte
zur
Differentialdiagnose in der Kinderheilkunde**

1.1. Diagnostik und Differentialdiagnostik

Die Hauptaufgabe unserer ärztlichen Tätigkeit ist die Sorge
um den gesunden und kranken Menschen. Wir erfüllen diese
Aufgabe am besten, wenn wir eine gesunde Lebensweise pro-
pagieren und die Entstehung von Krankheiten verhüten. Wenn
ein Kranker in unsere Behandlung kommt, erwartet er möglichst rasche und sichere Hilfe, d. h. Beseitigung oder wenigstens
Linderung seiner Beschwerden – auf welche Weise, interessiert
ihn kaum. Dem Patienten ist es auch gleichgültig, ob der Arzt
die Art der Erkrankung genau feststellen kann oder nicht.
Bei der Differenziertheit der heutigen Medizin und der Vielfalt
möglicher Behandlungsmethoden garantiert jedoch in der Regel
nur die Feststellung der richtigen Ursache der Beschwerden,
die genaue Erkenntnis der Art der jeweiligen Krankheit eine
erfolgreiche Therapie. *Unsere gesamte Diagnostik ist nur das
Mittel, um eine möglichst optimale Behandlung zu gewährleisten.*
Unter der Bezeichnung ,,Diagnose'' (griech. diagignoskein =
durchschauen, gründlich erkennen, diagnosis = Unterscheidung)
verstehen wir zweierlei, einmal den Vorgang der Erkennung
einer Krankheit und zum anderen die Bezeichnung der Krankheit selbst. Die – oft sehr schwierige – Abgrenzung verschiedener
ähnlicher Erkrankungen voneinander wird traditionsgemäß mit
dem sprachlich unschönen lateinisch-griechischen Doppelwort
,,Differentialdiagnostik'' (lat. differentia = Verschiedenheit,
Unterschied) bezeichnet, obwohl eigentlich der Prozeß der genauen Diagnosestellung die Differentialdiagnostik bereits ein-
schließt.
Die Diagnostik stellt in logischer Sicht eine Abstraktion dar.
In dem Bestreben, verallgemeinerungsfähige Schlüsse zu ziehen,
müssen wir von den individuellen Besonderheiten jedes einzelnen Krankheitsfalles absehen und viele Einzelfakten vernach-
lässigen. So ist die endgültige Diagnose das Produkt einer ge-

danklichen Isolierung, Verdichtung und Idealisierung der tatsächlichen Krankheitssituation unter bestimmten Gesichtspunkten. Gerade bei diesem logischen Auswahlprozeß können verhängnisvolle Fehler gemacht werden.

Am Beginn des diagnostischen Prozesses stehen die anamnestischen Angaben des Patienten selbst (oder – in der Kinderheilkunde – der Eltern und Pflegepersonen) und die Befunde des Arztes bei der ersten direkten Krankenuntersuchung. Daraus formt sich – aufgrund von Erfahrungswerten – der erste Verdacht auf eine bestimmte Erkrankung oder Krankheitsgruppe, die vorläufige oder Verdachtsdiagnose, die durch weitere ungezielte und gezielte Untersuchungen präzisiert, bestätigt oder ausgeschlossen werden muß.

Ausgangspunkt in der praktischen ärztlichen Arbeit sind also die oft vieldeutigen subjektiven und objektiven Krankheitszeichen oder Symptome, deren analytische Klärung nicht selten erhebliche Schwierigkeiten machen können und nicht die Krankheiten selbst.

Die Zuordnung von Krankheiten und Symptomen zueinander wird durch verschiedene Faktoren beeinflußt:

a) Zeitfaktor: oft entwickelt sich erst allmählich das Vollbild einer Krankheit mit sämtlichen Symptomen, oder im Verlauf einer Erkrankung verschwinden einige Symptome und andere kommen neu hinzu,

b) individueller Faktor: jeder Kranke als Individuum reagiert anders und im Einzelfall durchaus nicht so, wie es die Regel ist, er kann auf die gleiche Noxe übermäßig stark, abgeschwächt oder überhaupt nicht reagieren;

c) Untersucherfaktor: verschiedene Ärzte bewerten die gleiche Veränderung unterschiedlich als noch normal oder schon krankhaft verändert, übersehen evtl. auch bestimmte Befunde und stellen (selten) infolge einer Selbsttäuschung auch Symptome fest, die tatsächlich objektiv überhaupt nicht vorhanden sind;

d) Altersfaktor: in der Kinderheilkunde sind bei den Kranken sehr große Unterschiede im Alter, der davon abhängigen Organentwicklung und den Gewichtsklassen vorhanden, wobei die Spielbreite von einem Frühgeborenen mit vielleicht nur eben 1000 g Geburtsgewicht bis zu einem adipösen Jugendlichen von möglicherweise schon 100 kg reichen kann;

e) Grenzwertfaktor: bei den meisten biochemischen oder anderen apparativ erhobenen Befunden bestehen fließende Grenzen zwischen einem normalen und einem eindeutig pathologischen Befund, so daß in einem bestimmten Grenzbereich nur mit einer gewissen statistischen Sicherheit die Entscheidung für die eine oder andere Beurteilung möglich ist.

Im Widerspruch zu den Erfordernissen des ärztlichen Alltags sind unsere klassischen Lehr- und Handbücher systematisch nach Organen und Krankheiten und nicht nach Symptomen aufgebaut.

In dem vorliegenden Buche soll dagegen die Diagnostik der wichtigsten Erkrankungen von Kindern ausgehend von den häufigsten Symptomen dargestellt werden.

Das zwang in qualitativer und quantitativer Hinsicht zu einer Beschränkung. Es lag nicht in der Absicht des Autors, eine solche differentialdiagnostische Enzyklopädie zu bieten wie in dem dreibändigen Werk, zu dem sich die „Differentialdiagnostische Symptomatologie" *Catels* bis zur dritten Auflage entwickelte. Nur wenige Hundert Symptome können einzeln oder in den verschiedenen Kombinationen auf eine von den bisher bekannten etwa 100000 Krankheiten oder Syndromen hinweisen.

Für die Erkenntnis der seltenen, in der Mehrzahl mit Eigennamen belegten Syndrome bietet das universelle Nachschlagewerk von *Leiber* und *Olbrich* mit seinen durch Computer erstellten Symptomtabellen die beste Hilfe.

Unter den klinisch bedeutungsvollsten Symptomen bei kranken Kindern – nach *Illingworth* rund 100 – wurden in dieser für die tägliche Arbeit in der Poliklinik und am Krankenbett konzipierten Schrift knapp die Hälfte ausgewählt.

Nach ihrer diagnostischen Bedeutung können die Symptome unterteilt werden in

Leitsymptome, die entscheidende Bedeutung für die Diagnostik einer bestimmten Krankheit oder Krankheitsgruppe besitzen oder wegen ihrer Bedeutung für Leben und Gesundheit der kranken Kinder ganz besondere Beachtung verdienen (z.B. Bewußtlosigkeit, Krampfanfälle oder Erbrechen) und

Begleitsymptome, die weder eine wesentliche diagnostische Bedeutung noch erheblichen Krankheitswert besitzen.

Nach ihrer topographischen Lokalisierbarkeit ist zu unterscheiden zwischen

Allgemeinsymptomen, die einen geringeren diagnostischen Wert besitzen, da sie – wie Abgeschlagenheit, Übelkeit oder Fieber – bei vielen sehr unterschiedlichen Erkrankungen auftreten können und

Organsymptomen, die meist auf die Erkrankung eines bestimmten Organes hinweisen, beispielsweise Husten oder Gelenkschmerzen.

Symptomatischen Wert haben auch die Befunde, die erst durch die direkte oder indirekte ärztliche Untersuchung aufgedeckt werden, wie eine Milz- oder Lebervergrößerung oder eine beschleunigte Blutsenkungsgeschwindigkeit.

Die klinischen Symptome können entweder ganz neu im Krankheitsfalle auftretende Phänomene (wie Schmerzen oder Husten) sein oder Abweichungen bestimmter Körperfunktionen oder Parameter von der üblichen Norm, wobei es häufig Grenzüberschreitungen in zweierlei Richtung gibt, z.B.

Gewicht:
Untergewicht ← Normalgewicht → Übergewicht.

Stuhlkonsistenz:
Durchfall ← normale Stuhlbeschaffenheit → Verstopfung.

Nach *Gross* ist die Diagnose das Resultat einer Serie von Entscheidungen, das schrittweise Überprüfen immer genauer werdender Krankheitshypothesen, kein bloßes Einordnen in taxonomische Kategorien.

Grundsätzlich führen zwei verschiedene Wege zur richtigen Diagnose:
das Ausschlußverfahren,
die Mustererkennung („Pattern recognition" n. *Dudley*).

Beim *Ausschlußverfahren* werden nacheinander immer weitere Differentialdiagnosen (durch Zusatzuntersuchungen) eliminiert, bis zum Schluß die richtige Diagnose allein übrig bleibt.

Bei der *Mustererkennung* werden die einzelnen Befunde zunächst nur zusammengetragen, bis sie das typische Muster einer bestimmten Erkrankung erkennen lassen – das gilt vor allem für typische Erkrankungsfälle, z.B. das Vollbild eines Typhus mit anhaltendem hohen Fieber, Verwirrtheit, Roseolen, Milztumor, relativer Bradykardie und Leukopenie.

In der Praxis werden häufig beide Verfahren miteinander kombiniert, nach (richtiger oder vermeintlich richtiger) Erkennung eines diagnostischen Musters (z.B. „Typhus") folgt dessen Bestätigung durch Ausschluß anderer Fieberursachen und den Nachweis der Erreger in der Blutkultur.

Um eine optimale Therapie durchführen zu können, müssen wir Fehldiagnosen so weit wie möglich vermeiden.

4

Fehlerquellen der Diagnostik (nach *Gross*)

Subjektive (menschlich-ärztliche) Faktoren:
– unterlassene Untersuchungen,
– falsch positive oder falsch negative Befunde,
– Vortäuschung einer Genauigkeit, die durch die Methodik überhaupt nicht gegeben ist,
– Verwechslung von Befunden und Deutungen,
– Ignorierung von Tatsachen, die nicht in das eigene Konzept passen,
– Nicht-daran-denken aus Unkenntnis, Vergeßlichkeit, mangelnde Aufmerksamkeit, Voreingenommenheit und andere Emotionen,
– falsche Schlüsse.

Als *objektive* Ursachen von Fehldiagnosen sind nach dem gleichen Autor anzusehen:
– das Auftreten atypischer, oligosymptomatischer oder lanthanischer (bisher von subjektiven Erscheinungen frei gebliebener) Erkrankungen,
– das gleichzeitige Vorhandensein von zwei oder mehreren Krankheiten, deren Symptome sich überlagern, die sich wechselseitig beeinflussen oder die voneinander gänzlich unabhängig sind,
– ungenügende Kenntnisse über das Vorkommen bestimmter Symptome (vor allem Laborwerte) auch bei (scheinbar) Gesunden,
– die (psychologisch motivierte) Bevorzugung seltener Erkrankungen als Diagnose durch bestimmte Ärzte, die durch die Überbetonung seltener Krankheiten in der ärztlichen Ausbildung gefördert wird,
– bisher ungenügende Berücksichtigung der unterschiedlichen Gewichtung verschiedener Symptome.

Der Internist *Bürger* hat in seinem Buche „Klinische Fehldiagnosen" anatomische, topographische und ätiologische *Fehldiagnosen* unterschieden, Fehler bei der Diagnosis ex juvantibus, der Diagnosis e nocentibus und der Diagnosis per exclusionem. Als *Dysgnosis* bezeichnete er die „falsche Bewertung richtig festgesteller Symptome" und als *Agnosis* den „bewußten Verzicht auf jede Diagnosis".

Bürger betonte – wie später auch *Pirtkien* – die besondere Bedeutung einer sorgfältigen, wenn auch zeitraubenden Anamneseerhebung für die Vermeidung von Fehldiagnosen. Für die retrospektive Klärung von Diskrepanzen zwischen klinischen Diagnosen und pathologisch-anatomischem Befund empfahl er die Klärung nachstehender Fragen:

– War eine geordnete Untersuchung des Kranken durchführbar?
– Wurden diagnostische Maßnahmen unterlassen und welche?
– Sind die anamnestischen Angaben gebührend ausgewertet worden und haben sie den Zustand geklärt oder eher verschleiert?
– Wurden die erhobenen Befunde richtig gedeutet?
– Haben sich verschiedene Symptomkomplexe überlagert und dadurch den Einblick in das Krankheitsgeschehen erschwert?

Durch das kritische Nachdenken über diese Fragen bei allen auftretenden differentialdiagnostischen Schwierigkeiten sollte versucht werden, Fehldiagnosen nach Möglichkeit zu vermeiden.

Als Grenze der Diagnostik ist außerdem stets der *Nutzen für den Kranken* zu berücksichtigen. Die Stellung einer exakten Diagnose ist kein Selbstzweck, sondern hat nur Bedeutung unter dem Gesichtspunkt der daraus abgeleiteten therapeutischen Maßnahmen. Vor allem ist eine gezielte Diagnostik mit eventuell belästigenden oder gar gefährlichen Eingriffen nur vertretbar, wenn sich daraus Konsequenzen für die Behandlung des Kranken ergeben, denn heuristische oder wissenschaftliche Erwägungen rechtfertigen ein solches Vorgehen nicht. Ein weiterer diagnostischer Aufwand ist – nach *Gross* – dann zu unterlassen, ,,wenn die Krankheitserscheinungen befriedigend geklärt sind und ein Heilplan daraus abgeleitet werden kann''. Wir sollten auf solche diagnostischen Eingriffe verzichten, aus denen sich keinerlei therapeutische Konsequenzen ergeben.

1.2. Symptomhäufigkeit

Anlaß für die Vorstellung beim Kinderarzt sind in der Regel Krankheitssymptome, die von der Mutter, anderen Familienangehörigen oder Pflegepersonen bemerkt wurden (z. B. Fieber oder Hautveränderungen), oder die vom (älteren) Kinde selbst geklagten Beschwerden (z. B. Schmerzen). Die unterschiedliche Wertigkeit dieser Symptome wird bestimmt durch die Präzision, mit der ein bestimmtes Symptom auf eine bestimmte Erkrankung oder Krankheitsgruppe hinweist, und durch die Häufigkeit des Vorkommens der einzelnen Symptome.

Selbst in der Klinik und bei Einsatz aller diagnostischen Möglichkeiten gelingt es nicht immer, eine Diagnose vollständig zu klären. In der ambulanten Praxis ist der Anteil der Behandlungsfälle, die ungeklärt bleiben, wesentlich größer. Vielfach führt bereits eine rein symptomatische Behandlung zu der erwünschten Beschwerdefreiheit. Nach *Braun* werden in der Allgemeinpraxis nur in etwa 10 % exakte Diagnosen gestellt, in 40 % erfolgt nur eine Krankheitsgruppen-Klassifikation (wie Virusinfekt, Tonsillitis, Pneumonie) und in den restlichen 50 % nur eine Symptom- oder Symptomgruppen-Klassifikation. Ähnliche Verhältnisse gelten wohl auch für die Kinder-Poliklinik, wenn strenge Maßstäbe angelegt werden.

Um einen Eindruck von der Häufigkeit einzelner Symptome in der ambulanten kinderärztlichen Praxis zu gewinnen, wurde in einer Dresdner Poliklinik eine *Pilotstudie an 399 Kindern* durchgeführt, die zu einer Erstbehandlung kamen[1]). Darunter waren 133 Säuglinge, 140 Kleinkinder und 126 Schulkinder.
Bei der Einschätzung des allgemeinen Zustandes wurden nur ein Säugling und ein Kleinkind als schwerkrank (0,5 %) beurteilt und 124 Kinder (31 %) als krank. Die übrigen 273 Kinder erschienen nicht krank. Der Anteil krank wirkender Kinder betrug bei den Kleinkindern 35 %, bei den Säuglingen und den Schulkindern je 29 %.
Das häufigste Symptom in dieser Stichprobe war das *Fieber*. Insgesamt 60 % aller Kinder wiesen deutlich erhöhte Körpertemperaturen auf, die bei rektaler Messung in 37 % unter 39 °C lagen. 23 % der Kinder hatten hohes Fieber (39 °C und mehr). Ihr Anteil lag bei Kleinkindern mit knapp 28 % am höchsten, während 19 % der Säuglinge und 21 % der Schulkinder hohes Fieber aufwiesen.
Bei der Aufteilung in *Symptomgruppen* ergab sich folgendes Bild:

---

[1]) Frau Dr. med. *Renate Beckert* (Dresden) danke ich für ihre Mithilfe bei der Planung und Durchführung dieser Pilotstudie.

Altersabhängigkeit von Symptomgruppen
in der Kinderärztlichen Sprechstunde

	Säuglinge	*Kleinkinder*	*Schulkinder*
Schmerzen	3 %	25 %	80 %
Atemorgane	73 %	54 %	19 %
Verdauungsorgane	28 %	19 %	20 %
Hauterscheinungen	7 %	7 %	4 %
ZNS	11 %	1 %	9 %
Harnwege	–	–	2 %

Symptome der Atemorgane: 50 %;
Schmerzen unterschiedlicher Lokalisation: 35 %;
Symptome der Verdauungsorgane: 22 %;
Hauterscheinungen: 7 %;
Symptome des ZNS: 7 %;
Schwellungen verschiedener Art: 3 %.

Die häufigsten *Einzelsymptome* waren Husten (40 %), Schnupfen (32 %) und Halsschmerzen (17 %).
Zwischen den einzelnen Altersgruppen ergaben sich – wie erwartet – charakteristische Unterschiede in der Häufigkeit bestimmter Symptome und Symptomgruppen. Diese sind im einzelnen in den nachfolgenden Tabellen zusammengefaßt (Tab. 1 bis 5). Danach nimmt vom Säuglings- bis zum Schulalter die Häufigkeit der Symptome von Atem- und Verdauungsorganen ständig ab, während immer häufiger Schmerzen unterschiedlicher Lokalisation geäußert werden (Tab. 1). Die gleiche Erscheinung fand sich auch bei den Einzelsymptomen (Tab. 2).

Tabelle 2:
Altersabhängigkeit von einzelnen Symptomen
in der Kinderärztlichen Sprechstunde

	Säuglinge	*Kleinkinder*	*Schulkinder*
Husten	56 %	48 %	16 %
Schnupfen	49 %	27 %	14 %
Durchfall	10 %	9 %	6 %
Erbrechen	8 %	10 %	15 %
Halsschmerzen	–	10 %	40 %
Bauchschmerzen	1 %	7 %	28 %
Kopfschmerzen	–	1 %	18 %
Ohrenschmerzen	2 %	9 %	7 %

Tabelle 3:	*Tabelle 4:*	*Tabelle 5:*
Symptomhäufigkeit bei kranken Säuglingen in der Poliklinik-Sprechstunde (n = 133)	Symptomhäufigkeit bei kranken Klein- kindern in der Poli- klinik-Sprechstunde (n = 140)	Symptomhäufigkeit bei kranken Schul- kindern in der Poli- klinik-Sprechstunde (n = 126)
58 % Fieber (davon: 39 % unter 39 °C; 19 % 39 °C und mehr).	62 % Fieber (davon: 34 % unter 39 °C; 28 % 39 °C und mehr).	57 % Fieber (davon: 36 % bis 39 °C; 21 % 39 °C und mehr).
56 % Husten	48 % Husten	40 % Halsschmerzen
49 % Schnupfen	27 % Schnupfen	28 % Bauchschmerzen
10 % Durchfall	10 % Halsschmerzen	18 % Kopfschmerzen
10 % Unruhe	10 % Erbrechen	16 % Husten
10 % Inappetenz	9 % Durchfall	15 % Erbrechen
8 % Erbrechen	9 % Ohrenschmerzen	14 % Schnupfen
3 % Atemnot	7 % Bauchschmerzen	8 % Schwindel
3 % Ohrenschmerzen	4 % Exanthem	7 % Ohrenschmerzen
3 % Exanthem	3 % Unruhe	6 % Durchfall
Symptomgruppen:	*Symptomgruppen:*	*Symptomgruppen:*
73 % Atemorgane	54 % Atemorgane	80 % Schmerzen
28 % Verdauungs- organe	25 % Schmerzen	20 % Verdauungs- organe
11 % ZNS	19 % Verdauungs- organe	19 % Atemorgane
7 % Hauterschei- nungen	7 % Hauterschei- nungen	9 % ZNS
	4 % Schwellungen	4 % Hauterschei- nungen
		2 % Harnwege

Für die einzelnen Altersgruppen lassen sich nach den Ergebnissen dieser Pilotstudie Tabellen der jeweils 10 häufigsten Krankheitssymptome aufstellen (Tab. 3–5).
Die Ergebnisse dieser Studie können natürlich nur als ungefährer Anhalt dafür gewertet werden, mit welchen Symptomen am wahrscheinlichsten bei der Behandlung kranker Kinder zu rechnen ist. Vielfältige regionale, klimatische und andere Umweltbedingungen werden sich ebenso auf die Symptomhäufigkeit auswirken wie das epidemische Auftreten von Infektionskrankheiten. Die Kenntnis und Berücksichtigung solcher Umstände erleichtert in vielen Fällen die Klärung der Diagnose. Eine sorgfältige Anamneseerhebung ist dafür die wichtigste Voraussetzung.

1.3.   Anamnese

Im ärztlichen Behandlungsprozeß (Abb. 1) interessieren den Kranken oder – vor allem bei Kindern – seine Angehörigen nur die Frage, wie die Beschwerden des Patienten bzw. die von den Eltern beobachteten Krankheitszeichen möglichst schnell beseitigt oder wenigstens gelindert werden können.

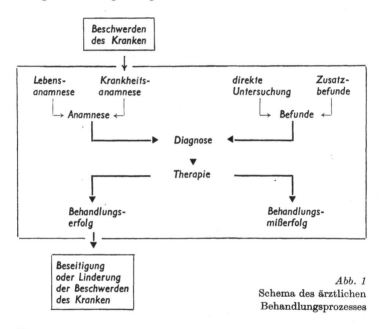

Abb. 1
Schema des ärztlichen
Behandlungsprozesses

Um eine wirksame Therapie einleiten zu können, ist die exakte Klärung der Diagnose für den Arzt in der Regel die wichtigste Voraussetzung. Dabei kommt der Anamnese mindestens die gleiche Bedeutung zu, wie den objektiven Befunden.

Diese Meinung wird nicht von allen Autoren geteilt. *Pflüger* und *Catel* gingen überhaupt nicht genauer auf die Anamnese ein und *Solé*, der einen langen Anamnese-Frage-Katalog in sein Buch aufnahm, warn-

te zugleich vor der Überbewertung der Anamnese aus mehreren Gründen: die Angaben eines Kindes seien stets mit äußerster Vorsicht zu bewerten, um so mehr, je jünger die Patienten wären, auch die Angaben der Eltern seien wegen deren Überängstlichkeit, Indolenz oder mangelnder Intelligenz meist ungenau oder unvollständig, und schließlich könne man in der Kinderheilkunde auch ohne exakte und vollständige Anamnese allein aus der Beobachtung des Kranken eine richtige Diagnose stellen. Ohne die diagnostische Bedeutung des Allgemeinzustandes und der genauen Beobachtung kranker Kinder abwerten zu wollen, kann diese Einschätzung heute nicht mehr geteilt werden. Ebenso ist die Empfehlung *Solés*, unbedingt erst nach der Beurteilung des allgemeinen Zustandes eines Kindes die Anamnese zu erheben, nicht akzeptabel. Während die Untersuchung nur den augenblicklichen Befund wiedergeben kann, läßt sich mit Hilfe der Anamnese der bisherige zeitliche Ablauf einer Erkrankung mehr oder minder genau rekonstruieren und durch die weitere Beobachtung in die Zukunft verfolgen. Diese dynamische Betrachtungsweise halte ich für diagnostisch und prognostisch besonders wertvoll.

Nach Kenntnis der wichtigsten anamnestischen Daten kann die Untersuchung eines kindlichen Patienten genauer und zielgerichteter erfolgen, wobei gleichzeitig die Anamnese durch Zwischenfragen weiter fortgeführt und detaillierter gestaltet werden kann. Ausführliche Hinweise für eine zweckmäßige Anamnesegestaltung gab *Feer*. Er betonte, daß ihre Erhebung Takt, Geschick, Geduld, reiche Erfahrungen und gute allgemeine medizinische Kenntnisse erfordere und darum nicht dem jüngsten und unerfahrensten Mitarbeiter überlassen werden solle. *Feer* wies besonders auf die große Bedeutung der sozialen Umwelt des Kindes hin, die genau erfragt werden müsse. Er empfahl weiterhin, bei Kindern jenseits des Säuglingsalters die Anamnese nicht in Anwesenheit des Kranken aufzunehmen und danach bestimmte Sachverhalte später durch Befragung des Kindes zu kontrollieren. Dabei solle jedoch jede suggestive Fragestellung vermieden werden, da Kinder dadurch besonders leicht zu beeinflussen seien.

Peiper betonte: „Die Vorgeschichte gibt beim Kinde wohl noch häufiger als beim Erwachsenen wichtige Hinweise für die Diagnose. Sie klärt die akuten und chronischen Ernährungsstörungen und macht die Quellen ansteckender Krankheiten bekannt. Ihr verdanken wir noch in jüngster Zeit wichtige Entdeckungen. Mit ihrer Hilfe erkannte zum Beispiel *Fanconi* (1948) die *Selter-Swift-Feer*sche Erkrankung als Quecksilbervergiftung. Mißbildungen Neugeborener konnten von *Gregg* (1941) auf die Erkrankung an Röteln, von *W. Lenz* (1962) auf Thalidomidvergiftung während der ersten Schwangerschaftsmonate zurückgeführt werden."

Im Gegensatz zur Erwachsenenmedizin muß bei kranken Kindern die Anamnese von Mittelspersonen erhoben werden, d. h. in den meisten Fällen von der Mutter, der Großmutter oder dem

Vater, gegebenenfalls auch von der Krippenschwester oder anderen Personen, die das Kind pflegen und betreuen.

In der Reihenfolge der Wertigkeit stehen dabei die Mutter oder eine andere Pflegeperson an erster Stelle, gefolgt von der Großmutter, während Väter, Großväter und andere Verwandte und Bekannte in der Regel noch weniger genaue Anamnesen liefern.

Ältere Kinder können vor allem bei Unfällen einschließlich Vergiftungen und bei anderen akuten Erkrankungen über mögliche Ursachen oder die selbst bemerkten Krankheitszeichen berichten.

Anamnese-Erhebung

Am Beginn der Anamnese-Erhebung steht *die Frage nach den Hauptbeschwerden*, die der Anlaß zur Arztvorstellung sind. Es müssen ihr genauer Beginn und Verlauf, Dauer, Stärke, Art der Lokalisation dieser Beschwerden und ihre Beziehungen zu den Körperfunktionen (Nahrungsaufnahme, Stuhl- und Urinentleerung, Schlaf) erfaßt werden.

Folgender Fragenkatalog ist dafür brauchbar:

- *Was* für Erscheinungen oder Beschwerden?
- Seit *wann*?
- Allmählicher oder plötzlicher *Beginn*?
- *Wie* oft oder/und wie stark?
- Wielange? (bei anfallsweisem Auftreten mit welchem Intervall)
- Welche Begleiterscheinungen?

Die Stärke der Beschwerden kann etwa in folgenden Intensitätsgraden beurteilt werden: gering oder leicht, mittelstark, stark oder sehr stark.

Begleiterscheinungen werden von den Eltern oft nicht für erwähnenswert gehalten oder in der Aufregung vergessen, sie müssen daher gezielt erfragt werden. Sie können dem gleichen Organsystem angehören wie die Hauptbeschwerden oder sich auf ein anderes Organsystem beziehen.

Außer dem *bisherigen Krankheitsverlauf* müssen auch die bisher schon erfolgten Arztbesuche und die dabei vorgenommenen diagnostischen und therapeutischen Maßnahmen erfragt werden, wobei immer auch an die Möglichkeit von Arzneimittel-Unverträglichkeiten oder allergischen Reaktionen gedacht werden muß.

Beachte: Wegen ihrer Bedeutung für Gesundheit und Leben eines Kindes müssen nachstehende Symptome bei der Anamnese-Erhebung besonders beachtet und stets durch gezielte Fragestellung nachgewiesen oder ausgeschlossen werden: Fieber, Erbrechen, Durchfall, anfallsweise Atemnot oder Stridor, Bewußtlosigkeit, Krampfanfälle.

Dabei ist vor der Möglichkeit von Mißverständnissen zu warnen. Viele Eltern verstehen unter „Krämpfen" Leibschmerzen, die sie vermuten, wenn ein kleines Kind längere Zeit geweint oder einen „harten Leib" aufgewiesen hat. Wer zerebrale Anfälle erfassen will, muß nach krampfhaften Zuckungen der Glieder oder der Gesichtsmuskulatur fragen, nach einem Verdrehen der Augen, plötzlicher Körpersteife oder Tonusverlust sowie nach einem evtl. Nachschlaf, Zungenbiß, unwillkürlichem Urin- oder Stuhlabgang.

Bei der Erhebung der Familien- und Eigenanamnese sind die nachfolgend aufgeführten Patientendaten besonders zu beachten und – soweit wie möglich – durch objektive Unterlagen (Impfausweis, Wiegekarte aus der Mütterberatung, Krippen- und Kindergartenunterlagen, Poliklinik- oder Klinikdokumentationen) zu präzisieren und zu ergänzen. Der neu eingeführte einheitliche „Kindergesundheitspaß" ist als Hilfe hierfür ganz besonders nützlich („Sozialversicherungs- und Impfausweis für Kinder und Jugendliche").

Für den Kinderarzt und bei der Betreuung kranker Kinder besonders wichtige Patientendaten:
1. Familienanamnese (genetische Erkrankungen)
2. Soziale Situation der Familie
3. Schwangerschaftsverlauf bei der Mutter (Erkrankungen, Medikamente)
4. Geburtsverlauf (Spontangeburt, Dauer, Kunsthilfen)
5. Körpermaße bei der Geburt (Größe, Gewicht, Kopfumfang)
6. Ernährung seit der Geburt (wie lange gestillt? Seit wann und welche künstliche Ernährung? Breie, Obst- oder Gemüsesäfte, welche Nahrungsmengen?)
7. Schutzimpfungen (Impfausweis vorlegen lassen!)
8. Andere prophylaktische Maßnahmen, z.B. Rachitisprophylaxe mit Vitamin-D-Stößen (siehe Wiegekarte!)
9. Befunde von früheren Reihenuntersuchungen (Mütterberatung, Krippenuntersuchungen, Einschulungs- und Schul- sowie Ferienlageruntersuchungen)

Anamnese:
(nach Angabe de ....)

(Pflege) Eltern: Vater: ....   Mutter: ....

Geburtsdatum: ....

....   Beruf: ....

....   Betrieb: ....

Familiengeschichte:

Vater Krankheiten: ....   Blutformel: ....

Mutter Krankheiten: ....   Blutformel: ....

Geschwister in Geburtenfolge (Alter, gesund oder krank, wann und woran gestorben):
Fehl-, Früh- und Totgeburten (Grav.-Monat) sind einzufügen

1. Kn. M. ....   6. Kn. M. ....

2. Kn. M. ....   7. Kn. M. ....

3. Kn. M. ....   8. Kn. M. ....

4. Kn. M. ....   9. Kn. M. ....

5. Kn. M. ....   10. Kn. M. ....

Erbliche und konstitutionelle Besonderheiten: ....   Inf. vener.: ....

....

Mutter (in der Schwangerschaft) Erkrankungen: ....

Medikamente: ....

Röntgenbestrahlungen: ....   Bluttransfusionen: ....

Toxoplasmose: ....   wann: ....

Tierkontakt: ....   Art; ....   Untersuchungen auf   Listeriose: ....

Lues: ....

Besondere gesundheitliche Belastungen: ....

Eigenanamnese

Die Mutter $\frac{\text{verheiratet}}{\text{ledig}}$ ist ...... Std. im Beruf, $\frac{\text{daneben}}{\text{vorwiegend}}$ als Hausfrau tätig. Sie macht einen $\frac{\text{nicht/besorgten}}{\text{un/verständigen}}$ Eindruck.
alleinstehend   nur

Das Kind ist im Haushalt der Mutter seit: ....   Die Pflege erfolgt durch: ....

Das Kind besucht Krippe, Heim, Kindergarten, Hort..   Straße ....

Schule: ....   Straße; Klasse: ....

Verhalten (Schulleistungen): ....   Psyche: ....

Wohnverhältnisse: Lage und Bewertung: ....

Miethaus, Kleinhaus, Untermiete.

Zimmerzahl: ...., Balkon, Garten, Bad, Küche (Küchenbenutzung)

Eigenes Bett? ....   [sondern: ....   Betten für (wieviel?) .... Personen.]

Infektionen in der Umgebung des Kindes (Tb, Masern, Keuchhusten, Windpocken, Scharlach, Hepatitis, Durchfall, Ruhr, Grippe;
Läuse) Sonstige: ....

Geburt: $\frac{\text{normal}}{\text{schwer}}$ $\frac{\text{ehelich}}{\text{nicht ehelich}}$ $\frac{\text{Klinik}}{\text{zu Hause}}$ Geburtslage: ....   erwarteter Termin: ....   Geburtsgewicht: .... g

Dauer: ....   Kunsthilfe: ....   Geburtslänge: ....cm

Welche Klinik: ....   Besonderheiten: ....

Ernährung: Wie lange vollgestillt: ....   teilgestillt: ....   wann Obst/Gemüse? ....   wann 1. Brei? ....
(welcher)

künstlich: ....
(Zahl, Menge und Zusammensetzung der Mahlzeiten)

....

zuletzt: 1. .... Uhr: ....   4. .... Uhr: ....

2. .... Uhr: ....   5. .... Uhr: ....

3. .... Uhr: ....   6. .... Uhr: ....

Gesamtmilchmenge am Tag: ....   Rohe Milch? ....   Letzte Nahrungsaufnahme ...... Uhr

Rachitisprophylaxe: ....   mal/wann zuletzt: ....   Welche Mütterberatungsstelle: ....

14

Bisherige Entwicklung	Erster Zahn:	Sitzen:....................	Laufen: ....

Sprechen: .... Bettrein: .... Menarche: ....

Impfungen	Impfausweis liegt vor: ja/nein	1.	2.	3.	4.	W	W

BCG am: .... Diphtherie:....................

Tb-Hautproben
(Ergebnis, wann) Pertussis: ....

.... Tetanus: ....

Masern:.................... Polio: ....

Pocken:.................... → Zurückgestellt (Grund): ....

Serumgabe am: .... Tierart: ....

Bluttransfusion am: .... Blutformel: ....

Rö.-Bestrahlung am: ....

frühere Rö.-Aufnahmen (wo, wann) ....

Frühere Erkrankungen

Angeborene Anomalien, Mißbildungen: ....

Masern:....................	Scharlach:	Diphtherie:....................	Windpocken: ....
Röteln:	Keuchhusten:	Mumps:	Tuberkulose: ....
Hepatitis:	Ruhr:	(Para) Typhus:	Meningitis: ....

Angina (wie oft, wann zuletzt): ....

Otitis media: .... Pneumonie: ....

Harnwege: ....

Durchfall:....................

Gelenkrheuma: .... Herz/Kreislauf: ....

ZNS/Krämpfe: .... Wurmkrankheiten: ....

Augenleiden/Hörfehler: .... Haut: ....

Unfälle:.................... Operationen: ....

Besondere Anfälligkeit: ....

Früherer Krankenhausaufenthalt (wann, wo, weshalb?) ....

....

....

Jetzige Erkrankung (Beginn, Vorkrankheit, Verlauf: Fieber, Schmerzen, Schlaf, Stimmung / Appetit, Erbrechen, Stuhl, Urin
Husten, Schnupfen, Atemstörungen, Heiserkeit, Auswurf / Bewußtsein, Krämpfe, Lähmungen / Hautfarbe, Hautausschläge
Blutungen, Schwellungen)

....

....

....

....

....

Bisherige Behandlung (durch wen, wann, was?) ....

....

....

....

◀ *Abb. 2:*
Anamnese des dokumentations-
gerechten Krankenblattes
Pädiatrie, Teil 1

Abb. 3: ▲
Anamnese des dokumentations-
gerechten Krankenblattes
Pädiatrie, Teil 2

10. Statische und geistige Entwicklung (Wann Sitzen, Stehen, Laufen, Sprechen)
11. Bisherige Erkrankungen (Diagnose, Therapie)
12. Risikofaktoren (beispielsweise angeborene Anomalien und Erkrankungen, Vorschädigungen, chronische Krankheiten, vorangegangene Transfusionen, Serumgaben, Operationen, Röntgenbestrahlungen, Zytostatika-, Antibiotika-, Hormon- oder sonstige medikamentöse Behandlungen, bekannte Allergien)

Als Muster und Anleitung für eine gründliche pädiatrische Anamnese kann schließlich das DDR-einheitliche „dokumentationsgerechte Krankenblatt Pädiatrie" (Vordruckleitverlag Freiberg, Bestell-Nr. 6702) empfohlen werden (Abb. 2 und 3).

1.4.   Allgemeine Untersuchungstechnik

Die Untersuchung eines kranken Kindes erfordert viel Sorgfalt, Erfahrung und Umsicht. Sie wird häufig durch Abwehrbewegungen des Kindes und Schreien erschwert. Arzt und Mutter sollen versuchen, das Kind möglichst zu beruhigen und abzulenken, bei älteren Säuglingen und Kleinkindern unter anderem mit Hilfe eines Spielzeuges, bei jungen Säuglingen mit einem Lutscher. Mit älteren Kindern ist vor dem Beginn der Untersuchung möglichst ein kurzes Gespräch zur Kontaktaufnahme zu führen (etwa über sein Alter, die Geschwister, den Kindergarten oder die Schule). Vor der körperlichen Untersuchung eines Kindes ist es ratsam, zunächst für einen Augenblick nur sein Verhalten und seinen Allgemeinzustand zu erfassen. Vielfach hilft, wenn Organsymptome (noch) fehlen, die Beurteilung des Allgemeinzustandes und der Allgemeinreaktion weiter, u.a. bei der Entscheidung, wann und ob eine Klinikeinweisung nötig oder ob eine ambulante Behandlung ohne größeres Risiko möglich sei. Ein Kind, das noch spielen, lachen oder sich freuen und mit Anteilnahme die Umgebung beobachten kann, ist sicher nicht schwerkrank.

Schmerzhafte oder unangenehme Untersuchungen (Racheninspektion oder Palpation der Rachenmandel, Betasten schmerzhafter Körperregionen und Blutentnahmen) sollen an das Ende der Untersuchung gestellt werden. Die bei Erwachsenen übliche

Technik der systematischen Untersuchung von oben nach unten, vom Kopf bis zu den Füßen ist darum bei Kindern selten möglich. Trotzdem darf keine wesentliche Untersuchung vergessen werden.
Bei den einzelnen Untersuchungen sind die Reaktionen des Kindes sorgfältig zu beachten und Schmerzäußerungen als Hinweis auf das erkrankte Organ besonders zu bewerten.

Notwendige Untersuchungen

Bei der Untersuchung eines kranken Kindes darf – auch bei anscheinend bereits geklärter Diagnose – in keinem Falle auf die Fahndung nach folgenden Symptomen verzichtet werden:
Meningitische Zeichen: Nackensteife, positives *Brudzinski-* und *Kernig*-Phänomen, (gespannte Fontanelle bei Säuglingen).
Pneumonische Zeichen: Nasenflügelatmung, jugulare, interkostale und epigastrische Einziehungen, Perkussions- und Auskultationsbefunde.
Auftreibung des Abdomens (Tumoren).
Zeichen eines akuten Abdomens (bei schreienden Kindern in der kurzen Inspirationsphase prüfen!): Abwehrspannung, Druckschmerz, umschriebene oder diffuse Resistenz.
Milz- oder Leberschwellung.
Palpable Tumoren im Bauchraum.
Lymphknotenschwellungen.
Hautveränderungen (stets das ganze Kind und alle seine Hautpartien bei guter Beleuchtung untersuchen!): Blässe von Haut- und Schleimhäuten, petechiale oder flächenhafte Haut- oder Schleimhautblutungen, Exantheme, Ikterus, Zyanose, Hautembolien (bei Meningokokkensepsis).

Bei *Säuglingen* muß außerdem gezielt gesucht werden nach:
Zeichen des Turgorverlustes: halonierte Augen, eingesunkene große Fontanelle, verzögertes Verstreichen einer angehobenen Bauchhautfalte;
rachitischen Zeichen: Kraniotabes (über dem Hinterhaupt eindrückbare Schädelknochen), rachitischer Rosenkranz (Epiphysenauftreibung an der Knorpel-Knochen-Grenze der Rippen, beiderseits vom Sternum), Epiphysenauftreibungen oberhalb der Hand- und Fußgelenke;

Hüftgelenksveränderungen: Faltenasymmetrie, Abspreizbehinderung.

Zu den wichtigsten Zusatzuntersuchungen, auf die bei keiner Untersuchung – vor allem bei fiebernden Kindern – verzichtet werden darf, gehören die
Racheninspektion und die
Otoskopie.
Außerdem sind bei der erstmaligen Untersuchung von Kindern und später in regelmäßigen, mindestens $^1/_4$- bis $^1/_2$jährigen Abständen
Körperlänge und *Körpergewicht*
der Kinder zu messen und zu registrieren, um den körperlichen Entwicklungszustand zu dokumentieren,
bei auffälligen Säuglingen außerdem auch der *Kopfumfang.*

Von den *Röntgenuntersuchungen* stehen diejenigen *der Thoraxorgane* weitaus an der Spitze (Einzelheiten und Indikationen vgl. S. 65).

Beachte: Die allerwichtigste Laboruntersuchung für das Kindesalter ist die Urinuntersuchung (Eiweiß, Sediment) zum Ausschluß einer Harnwegsinfektion, die häufig asymptomatisch oder mit uncharakteristischen Allgemeinveränderungen (Fieber, Blässe, Abgeschlagenheit, ungenügendes Gedeihen) verläuft. Sie sollte möglichst immer mit einer bakteriologischen Untersuchung des Urins (Keimzahlbestimmung, Erreger, Resistenzbestimmung) kombiniert werden.

1.5. Physiognomie

Schon am Gesicht kranker Kinder zeigen sich viele Veränderungen, die differentialdiagnostisch bedeutungsvoll sind.

Pfaundler ordnete 1906 den krankhaften Gesichtsausdruck und die krankheitsbedingten Veränderungen im kindlichen Gesicht in 14 unterschiedliche Faciestypen ein, *Solé* kam 1948 sogar auf 19 verschiedene Typen des Gesichtsausdruckes. Angesichts der tatsächlichen Vielfalt der Erscheinungen wirken solche Einteilungen jedoch stark gezwungen und konstruiert. Ererbte konstitutionelle Merkmale, altersabhängige Besonderheiten und rasch wechselnde mimische Einflüsse bewirken eine schwer klassifizierbare Individualität der Gesichtszüge gesunder und kranker Kinder, bei deren Deutung aber auch die Phantasie des Untersuchers mitspielt. Die Abgrenzung z.B. eines „Wurmgesichtes" oder einer „Facies des neuropathischen Onanisten" (Solé) ist aus unserer Sicht nicht mehr nachvollziehbar.

Im kindlichen Antlitz finden sich im Gegensatz zum Erwachsenen noch kaum bleibende Spuren der erlittenen Lebensschicksale, und auch einer bewußten Verstellung sind vor allem junge Kinder noch nicht fähig. So wird das Gesicht des kranken Kindes viel stärker durch die jeweilige Erkrankung und die gegenwärtige Stimmungslage geprägt. Es gibt dem Arzt darum vielfach einen objektiveren Eindruck als bei erwachsenen Kranken.

Ein ganz wesentlicher Beitrag zu einer kinderärztlichen Antlitzkunde – wie das Wort Physiognomie am besten verdeutscht werden kann – ist das 1962 erschienene Buch des Pädiaters *Hertl* „Das Gesicht des kranken Kindes". *Hertl* hat in eindrucksvollen Fotos und verständnisvollen Kommentaren die vielfältigen seelischen Ausdrucksformen und Krankheitszeichen im Gesicht dokumentiert. Sein Buch ist jedem, der mit kranken Kindern zu tun hat, nachdrücklich zur aufmerksamen Lektüre zu empfehlen. Die vorzüglichen, meist großformatigen Abbildungen können durch keine Beschreibung ersetzt werden.

Die nachfolgenden Ausführungen sind nur als Anregung zur weiteren Beschäftigung mit solchen Problemen zu verstehen. Von der Reaktion des Kindes auf die Gegenwart des Arztes und die Untersuchungssituation müssen die länger dauernden krankheitsbedingten Veränderungen im Verhalten des Kindes und seinen Beziehungen zur Mutter und anderen Familienangehörigen oder den Pflegepersonen abgegrenzt werden. Deshalb sollte jeder Arzt besonderen Wert darauf legen, den Gesichtsausdruck des Kindes und sein unbeeinflußtes Verhalten schon im Wartezimmer oder beim Eintritt in das Untersuchungszimmer zu beurteilen – oder, noch besser, in der häuslichen Umgebung – und nicht erst während der Anamnese-Erhebung oder bei der direkten Untersuchung.

In erster Linie ist der allgemeinen Haltung des Kindes Aufmerksamkeit zu schenken, seiner Zuwendung oder Ablehnung, Schüchternheit, Frechheit oder Aufdringlichkeit, Unbeküm-

mertheit oder Angst, einer Verstimmung, leisem Weinen, Trotzreaktionen oder lautem Schreien und heftigem Abwehren.
Die Beachtung des Gesichtsausdruckes ist besonders wichtig
bei Säuglingen und Kleinkindern, die ihr Allgemeinbefinden
und besondere Beschwerden noch nicht in Worte fassen können.

Als *Folgen einer Krankheit* kommen bei Kindern sehr häufig
Appetitlosigkeit und *starkes Durstgefühl* vor.
Wenn man kranken Kindern Essen aufzwingen will, kneifen sie
unwillig den Mund zu, schieben die Unterlippe vor und runzeln
die Stirn.
Der Flüssigkeitsbedarf ist vor allem bei hohem Fieber, bei Erbrechen und Durchfall sowie bei Diabetes mellitus und Diabetes
insipidus stärker erhöht. Die Lippen und die suchend vor-
gestreckte Zunge sind trocken. Das bleiche Gesicht der Kinder
ist unruhig und gequält. Ihre Nase ist spitz, die Nasolabial-
falten treten stark hervor und die Kiefer machen leere Kau-
bewegungen. Bietet man den Kindern etwas Tee oder Saft an,
trinken sie gierig und in großen Zügen, um den vorgebeugten
Kopf dann anschließend ermattet zurücksinken zu lassen.
Bei *zunehmendem Krankheitsgefühl* kommt es zuerst zu Schwä-
che und Mattigkeit und dem *Verlust der* alterstypischen *Fröh-
lichkeit*. Die Kinder wollen nicht mehr spielen, zeigen eine ein-
förmig depressive Stimmungslage, leichte Ermüdbarkeit und
Apathie. Die mimischen Reaktionen sind vermindert und ver-
armt. Oft hängen die Oberlider etwas traurig herab, und der
Mund ist schmal nach unten gezogen.
Die *Verdrießlichkeit* ist die Folge einer erhöhten krankheitsbedingten Reizbarkeit. Wir finden eine solche ablehnende, un-
wirsche, mißmutige oder mürrische Haltung bei vielen chronischen Erkrankungen, aber auch bei Neuropathen. Besonders
ausgeprägt kann diese negative Stimmungslage bei Kleinkindern mit einer Zöliakie sein. Auch Säuglinge mit rezidivierendem Erbrechen durch eine spastisch-hypertrophische Pylorusstenose weisen eine solche reizbare Stimmung auf. Für kurze
Zeit können auch gesunde junge Kinder infolge Hunger, nassen
Windeln und anderen Unannehmlichkeiten so unfreundlich und
abweisend reagieren.
Vor allem bei Atemstörungen mit Atemnot kommt es bei Kindern zu *Angstzuständen*. Sie fürchten zu ersticken. Der Ausdruck der Angst sind „weit aufgerissene, in ihrer Bewegung

festgehaltene Augen, abgespreizte Nasenflügel, halbgeöffneter Mund, starre Züge, quergefurchte Stirn, gespannte Haltung" (*Hertl*). Andere Ursachen können schwere Herzerkrankungen (Myokarditis), Pavor nocturnus, schwere körperliche Züchtigungen (bei Kindesmißhandlungen wichtiger Hinweis!) oder auch Psychosen sein.

Rein somatische Erkrankungen:
Es gibt im kindlichen Gesicht rein somatische Veränderungen, die nicht Ausdruck seelischer Veränderungen sind, aber doch den Ausdrucksgehalt des Gesichtes entstellen (,,Werkzeugstörungen"). Dazu gehören:
– konstitutionelle Anomalien und Gesichtsassymmetrien,
– Ikterus, Zyanose und Exantheme,
– entzündliche oder tumoröse Schwellungen,
– Ödeme des Gesichtes,
– Fettsucht und Abmagerung des Gesichtes,
– Haarausfall oder Hypertrichose,
– Augenmuskel- oder Fazialisparesen,
– Änderungen der Kopfhaltung,
– Narben.
Auch Myopathien, zerebrale Anfallsleiden und Intelligenzstörungen verändern den kindlichen Gesichtsausdruck.

1.6. Besonderheiten der verschiedenen Altersgruppen

Die Binsenweisheit, daß es in jedem Lebensalter andere typische Erkrankungen gibt, ist auch für die Differentialdiagnose von großer Bedeutung. Wie unsere Analyse der Symptomhäufigkeit zeigte (vgl. S. 8), haben wir es in jeder Altersgruppe auch mit einer anderen Verteilung der häufigsten Symptome zu tun. Bei ihrer systematischen Analyse im zweiten Teil dieses Buches soll jeweils auf die altersspezifischen Gesichtspunkte besonders hingewiesen werden.
An dieser Stelle sollen dagegen noch einige allgemeine Hinweise auf die Besonderheiten der zwei extremen Altersgruppen unseres Faches gegeben werden, des Neugeborenen- und des Pubertätsalters.

Neugeborene weisen vielfältige Besonderheiten auf und sind möglichen schädlichen Einflüssen gegenüber besonders hilflos. Der Geburtsvorgang und die Anpassung an das extrauterine Leben stellen für sie erhebliche, unter Umständen pathogene Belastungen dar. Die gezielte Betreuung der Neugeborenen erfolgt heute fast ausschließlich in den Entbindungskliniken durch Geburtshelfer und Kinderärzte gemeinsam, erkrankte Neugeborene werden in die Neugeborenenstationen der Kinderkliniken verlegt und Frühgeborene meist in besonderen Frühgeborenenabteilungen betreut.

Im Neugeborenenalter verlaufen viele Erkrankungen mit nur gering ausgeprägter Symptomatik.

Deshalb müssen alle anamnestischen Hinweise auf eine mögliche Gefährdung und alle verdächtigen Symptome besonders gut beachtet werden, wobei die gute Zusammenarbeit zwischen Säuglingsschwester und Arzt von entscheidender Bedeutung ist. Mit der Bezeichnung *Risikokind* (oder „Risikofall") werden alle Neugeborenen bezeichnet, bei denen ein solcher belastender Faktor aus der Anamnese, bei oder nach der Geburt bekannt wurde.

Risikofaktoren

Folgende belastende Faktoren sind zu beachten:

a) Familienanamnese:
– ernsthafte Komplikationen bei vorangehenden Geschwistern in der Neugeborenenperiode;
– familiäre Stoffwechselerkrankungen;
– familiäre Häufung bestimmter Fehlbildungen.

b) Mütterliche Krankheiten:
– Diabetes mellitus;
– Infektionen.

c) Erkrankungen der Mutter in der Schwangerschaft:
– Schwangerschaftstoxikose (EPH-Gestose);
– fieberhafte Erkrankungen, vor allem:
– bestimmte Infektionen (Röteln, Zytomegalie, Toxoplasmose, Lues).

d) Besonderheiten der Entbindung:
- vorzeitiger Blasensprung;
- Blutungen unter der Geburt (vorzeitige Plazentalösung, Placenta praevia);
- komplizierte Entbindungen (Sectio, Vakuumextraktion, Zangenentbindung, Beckenendlagen);
- Hydramnion;
- Mehrlinge, besonders die nachgeborenen.

e) Besondere Merkmale des Neugeborenen:
- Geburtsgewicht unter 2500 g („Frühgeburt" oder „infant of low birth weight" laut WHO-Definition);
- Geburtsgewicht über 4500 g („Riesenkind");
- Geburt vor der 37. Schwangerschaftswoche („Früh-"geburt im echten Sinne des Wortes);
- Geburt nach der 42. Schwangerschaftswoche (Übertragung);
- Neugeborene mit Zeichen der Übertragung (Turgorverlust, faltige, ausgetrocknete Haut ohne schützende Vernix caseosa, „Waschfrauenhände" und „-füße", greisenhafter Gesichtsausdruck) (entsprechend Clifford I–III);
- Neugeborene, die termingerecht, aber untergewichtig geboren wurden („small for dates" Kinder lt. WHO-Definition);
- Neugeborene mit fehlenden Reifezeichen;
- Neugeborene mit Blutgruppenunverträglichkeit;
- Neugeborene mit erkennbaren Fehlbildungen.

Für die Beurteilung der Reife eines Neugeborenen ist das von *Lubchenko* berechnete Diagramm für die Beziehungen zwischen Geburtsgewicht und Gestationsalter (Abb. 4) und die von dem gleichen Autor stammende Darstellung über das zeitliche Auftreten der einzelnen Reifezeichen (Tab. 6) von besonderem Wert. Aus dem *Lubchenko*-Diagramm kann sofort abgelesen werden, ob bei dem entsprechenden Geburtstermin das Geburtsgewicht innerhalb des 2-Sigma-Bereiches liegt, dessen unterer Grenze etwa die hier eingezeichnete 3. Perzentile entspricht. Ein Neugeborenes, dessen Geburtsgewicht unter dieser Grenze liegt, weist – meist infolge einer plazentaren Reifestörung oder einer pränatalen Infektion – eine *pränatale Dystrophie* auf, braucht aber in der Entwicklung der Reifemerkmale nicht retardiert zu sein.
Dabei wird heute die – in etwa 90% der Fälle vorkommende – hypotrophe Mangelentwicklung (Untergewicht bei normaler Länge) von der selteneren hypoplastischen Form (gleichsinnige

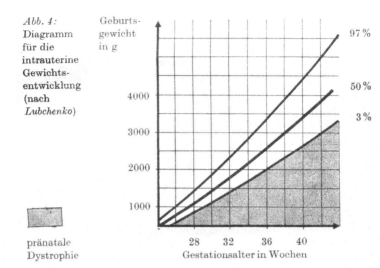

Abb. 4:
Diagramm
für die
intrauterine
Gewichts-
entwicklung
(nach
Lubchenko)

Geburts-
gewicht
in g

97 %

50 %

3 %

4000

3000

2000

1000

pränatale
Dystrophie

28 32 36 40
Gestationsalter in Wochen

Verminderung von Körpergewicht, Länge, Kopfumfang und Organgröße) unterschieden.

Auf folgende *Symptome* muß bei Neugeborenen besonders geachtet werden:

- *Atemstörungen* jeder Art (vgl. S. 64),
- *Zyanose* (vgl. S. 122),
- *Blässe* (vgl. S. 88 u. 91),
- *Ikterus* (vgl. S. 108),
- *Erbrechen* (vgl. S. 72),
- aufgetriebenes oder eingefallenes Abdomen,

} Verdacht auf angeborene Fehlbildungen!

- blutige Durchfälle oder Entleerung von Teerstühlen (vgl. S. 82) (nicht mit Mekonium verwechseln!),
- Krämpfe (vgl. S. 157),
- Apathie oder Exzitation des Neugeborenen
- konstante Temperatur unter 36,0 °C rektal (wenn Unterkühlung ausgeschlossen ist),
- sichtbare Verletzungen, besonders im Schädelbereich,
- Trinkschwäche,

} Verdacht auf eine geburtstraumatische Hirnschädigung

Tabelle 6

Wochen	24	26	28	30	32	34	36	38	40	42	44
Brustdrüsenkörper	fehlt						1–2 mm	4 mm	7mm und größer		
Brustwarzen	kaum erkennbar					gut erkennbar					
Warzenhof	fehlt					flach		erhaben			
Fußsohlenrelief	fehlt					1 Querfalte	2 Querfalten	vord. 2/3	Übergang auf die Ferse		
Ohrmuschelelastizität	fehlt						Aufrichtung langsam schnell		bleibt aufgerichtet		
Ohrmuschelform	flach ohne Relief						beginnende Randfaltung		Helix vollständig ausgeformt		
Testes und	nicht deszendiert			hoch im Leistenkanal			tiefer	deszendiert			
Skrotum	klein und glatt			Fältelung gering			stärker	ausgeprägt			
Labien und	große Labien schwach entwickelt								kleine Labien unsichtbar		
Klitoris	prominent								bedeckt		
Kopfhaar	fein und wollig							kräftig, seidig			
Lanugo	überall		Gesicht frei, Schultern wenig					fehlt			

| | 24 | 26 | 28 | 30 | 32 | 34 | 36 | 38 | 40 | 42 | 44 |

– Ödeme oder Schwellungen,
– konstante oder wiederholte Tempe-
  ratursteigerungen über 37,5 °C rektal,
– auffällige Hautveränderungen (Blu-   Verdacht
  tungen, Exanthem, Blasenbildung),   auf Sepsis
– eitrige Nabelabsonderung oder derbe
  Infiltration in der Nähe des Nabels,
– gespannte Fontanelle.

Wenn eines oder mehrere dieser Symptome bei einem Neugeborenen auftreten, darf keine Zeit mit Abwarten versäumt
werden, sondern es muß unverzüglich in stationäre kinderärztliche Behandlung überwiesen werden.

1.6.2.   Pubertät

Unter diesem Begriff verstehen wir heute die gesamte Zeit-
periode vom Auftreten der ersten Pubertätsmerkmale (mit etwa
9 bis 10 Jahren) bis zum Wachstumsabschluß. Die Adoleszen-
tenmedizin, die sich mit den Besonderheiten dieser Periode be-
faßt, gewinnt als Teil der Kinderheilkunde zunehmende Bedeutung. In dieser Zeit sind Morbidität und Mortalität am
niedrigsten, während sie in der Neugeborenenperiode die höchsten Werte erreichen.
Das Krankheitsspektrum in der Pubertät ähnelt demjenigen
bei Erwachsenen, wenn man von dem Fehlen degenerativer
Erkrankungen absieht.
Das Besondere dieser Altersgruppe sind das rasche Körperwachstum und die sexuelle Reifung, einschließlich der daraus
resultierenden seelischen Entwicklungsprobleme. Mit dem kräf-
tigen Pubertätswachstumsschub erreichen beide Geschlechter
innerhalb weniger Jahre nahezu ihre Körperendgröße, und mit
der Reifung der Gonaden treten auch die sekundären Geschlechtsmerkmale auf.
Beim Knaben beginnt mit etwa $11^1/_2$ Jahren, noch vor dem
Wachstumsschub (um das 14. Lebensjahr), das Hodenwachs-
tum, das erst als letztes Pubertätsmerkmal mit rund 17 Jahren abgeschlossen wird, dazwischen folgen nacheinander das
Auftreten der Pubesbehaarung, der Stimmbruch und die Penis-

entwicklung. Beim Mädchen beginnt in der Regel kurz nach dem 10. Lebensjahr die Pubertät mit dem Auftreten der Pubesbehaarung und dem Beginn der Brustentwicklung, dann tritt kurz nach dem maximalen Wachstumsschub (um das 12. Lebensjahr) die Menarche ein, und die Brustentwicklung wird meist bis zum 15., höchstens 16. Lebensjahr abgeschlossen. Die weitgehend genetisch fixierten individuellen Unterschiede im zeitlichen Auftreten der sekundären Geschlechtsmerkmale sind erheblich.

Manche krankhaften Störungen in diesem Alter hängen direkt mit dem Wachstum und der Reifung zusammen, so die Pubertätsfettsucht (vgl. S. 191) und die Pubertätsmagersucht (vgl. S. 199). Gerade an diesen beiden Erkrankungen wird aber auch deutlich, wie eng körperliche und geistige Entwicklung, somatische und psychische Störungen miteinander verknüpft sind. Das kann als besonderes Charakteristikum dieser Lebensperiode gelten.

Bei Jugendlichen kommen seit einigen Jahren mit zunehmender Häufigkeit (die jedenfalls weit größer ist als in den vorangehenden Altersstufen) auch *funktionelle Beschwerden* vor. Es handelt sich dabei um vielfältige Allgemein- oder Organsymptome.

Zur Stellung der Diagnose „funktionelle Störung" sind zu fordern:
1. Ausschluß einer organischen Ursache der Beschwerden durch entsprechende Untersuchungen und
2. Nachweis einer besonderen Konfliktsituation (in der Familie oder Schule) als Ursache psychosomatischer Beschwerden.
Im Einzelnen kommen nach *v. Harnack* vor allem folgende funktionelle Beschwerden vor:

a) Allgemeinsymptome (auch als sog. „Nervosität" zusammengefaßt):
– erhöhte nervöse Erregbarkeit,
– rasche Ermüdbarkeit,
– Konzentrationsschwäche,
– Leistungsminderung,
– Schlafstörungen.

b) Organsymptome:
– des Magen-Darm-Traktes:
rezidivierende Leibschmerzen,
Übelkeit,
Erbrechen,
Durchfälle.
– des ZNS:
rezidivierende Kopfschmerzen,
Schwindelzustände,
Ohnmachten.

- des Herz-Kreislauf-Systems:
Herzklopfen,
Herzstiche,
Herzbeklemmung,
orthostatische Beschwerden.

- des Atemtraktes:
Atembeklemmung,
asthmoide Symptome.

Die auslösenden Konflikte sind oft gestörte Familienverhältnisse (Ehescheidung der Eltern, Aufwachsen ohne Vater, gestörte Mutter-Kind-Bindung), Widersprüche zwischen den elterlichen Forderungen und den sich entwickelnden Ansprüchen der Heranwachsenden, Erziehungs- und Schulschwierigkeiten, psycho-physische Überforderung der Eltern und/oder der Kinder.

Zur genauen Klärung solcher Konflikte bedarf der Arzt mindestens in schwierigen Fällen der Hilfe des Psychologen, des Pädagogen oder des Psychiaters.

2 Differentialdiagnose einzelner Symptome

> „Das Kind neigt mehr dazu, als
> Ganzes zu reagieren, der Erwach-
> sene mehr dazu, durch seine Teile
> zu antworten."
> Meinhard von *Pfaundler*
> (1872–1947)

Diese treffende Bemerkung über den grundlegenden funktionellen Unterschied zwischen kindlichem und erwachsenem Organismus ist für uns auch in diagnostischer Hinsicht außerordent-
lich wichtig. Denn die Anzahl möglicher Allgemeinreaktionen
ist sehr begrenzt. Als Antwort auf ganz verschiedene Noxen
finden wir immer wieder wenige gleichförmige Reaktionen, aus
deren Art und Ablauf kaum oder gar nicht auf die auslösende
Ursache geschlossen werden kann. Nur die sorgfältige klinische
Untersuchung, verbunden mit gezielten Labor-, Röntgen- und
sonstigen Zusatzuntersuchungen, kann zur diagnostischen Klärung führen. Das gilt ganz besonders für das erste hier abzuhan-
delnde Allgemeinsymptom, das Fieber.

2.1. Fieber

Definition: Erhöhung der (rektal gemessenen) Körpertemperatur
über 37,5 °C.

Für das Kindesalter ist der rek-
talen Temperaturmessung vor der
axillaren Messung auf jeden Fall
der Vorzug zu geben. Bei der rek-
talen Fiebermessung sind die
Streubreite und die Fehlermög-
lichkeiten am geringsten. Um ein
Abbrechen des Thermometers und
Verletzungen des Rektums zu vermeiden, muß das Thermometer
während der etwa 3 min dauernden
Messung („solange, bis das Queck-
silber nicht mehr steigt") fest-
gehalten werden.

Nach dem Ausmaß der Temperatursteigerung kann unterteilt
werden:

über 37,5–38,5 °C: leichte Temperaturerhöhung;
über 38,5–40,0 °C: deutliches Fieber;
über 40,0 °C: hohes Fieber.
Als Hyperpyrexie bezeichnen wir ein hohes Fieber, das mit gleichzeitiger Kreislaufzentralisation und Schocksymptomatik verbunden ist – eine Notfallsituation, die dringender Therapie bedarf.

Bei axillarer Messung liegen die Grenzen der einzelnen Fieberbereiche um etwa 0,5 °C niedriger; bereits über 37,0 °C axillar ist die Körpertemperatur leicht erhöht und damit pathologisch.

Das Fieber ist eine unspezifische Allgemeinreaktion bei fast allen akut entzündlichen Erkrankungen, die durch eine bakterielle oder Virusinfektion hervorgerufen werden. Es ist das häufigste Krankheitssymptom überhaupt in der ganzen Pädiatrie und tritt sehr oft auf, bevor weitere Organsymptome auf den Ort des krankhaften Geschehens hinweisen. Auch ein stärkerer Flüssigkeitsverlust – vor allem bei jungen Kindern (Durstfieber!) – sowie zentralnervöse (dienzephale) und psychische Einflüsse können zur Temperaturerhöhung führen. Das Ausmaß letzterer ist aber meist geringer und überschreitet nur selten die 39-°C-Grenze.

Häufigste Fieberursachen

Akute Infekte der oberen Atemwege (Otitis media, Rhinitis, Sinusitis, Tonsillitis, Pharyngo-Konjunktivalfieber, Rhinopharyngitis, Herpangina, Laryngotracheitis).
Infektionskrankheiten (Scharlach, Mumps, infektiöse Mononukleose, Pertussis, Influenza, Adenovirus- und Coxsackievirusinfektionen, Erysipel).
Exanthematische Viruserkrankungen (Röteln, Varizellen, Exanthema subitum, Erythema infectiosum (vgl. S. 96).
Bronchitis.
Pneumonien (Pneumokokken-, Staphylokokken-, sonstige bakterielle, Virus- und Mykoplasmen-Pneumonien).
Pleuritis.
Appendizitis.
Enteritis (Dyspepsie-Coli-, Salmonellen- und Shigellen-Infektion).
Meningitis (Meningitis purulenta, Meningitis serosa).

Enzephalitis.
Rheumatisches Fieber.
Pyelonephritis (früher „Pyurie" genannt).
Peritonitis.
Osteomyelitis.
Abszeßbildungen (Hirn-, Leber-, Lungen-, subphrenischer, para-
nephritischer, perityphlitischer Abszeß, Peritonsillar- und Retro-
pharyngealabszeß).
Arzneimittelfieber.

Seltene Ursachen von Fieber im Kindesalter sind unter anderem:

Infektiöse Prozesse:	*Nichtinfektiöse Prozesse:*
Masern,	Subsepsis allergica (*Wissler*),
Typhus,	Morbus *Still*
Leptospirosen,	Leukosen,
Diphtherie,	Erythematodes,
Bruzellosen,	Hyperthyreose,
Toxoplasmose,	Hypothyreose (bei Überdosierung
Rickettsiosen,	von Thyroxin),
Pilzinfektionen,	maligne Tumoren, vor allem zer-
Malaria,	fallende,
Tularämie,	Lymphogranulomatose,
Tuberkulose,	Retikulosen.
Lues.	

Untersuchungsgang

Anamnese

Um eine Fieberursache zu finden, muß vor allem gefragt werden nach:
– möglichen *Infektionsquellen* in der Umgebung des Kindes (in
Kinderkrippe, Kindergarten, Schule, Familie oder bei den Spiel-
gefährten) einschließlich Tierkontakt (Haustiere, Landwirt-
schaft);
– dem vorliegenden *Impfschutz* (Impfausweis einsehen!);
– den vom Kinde bereits *durchgemachten* Infektions- und anderen entzündlichen *Erkrankungen*;
– dem *Beginn des Fiebers* (allmählich, rascher Anstieg mit
Schüttelfrost), seiner *Dauer* (seit wann?) und seinem *Verlauf*

(gleichmäßig hoch, intermittierend, regelmäßiges Fiebermaximum am Morgen oder Abend);
– *weiteren Symptomen*, vor allem von seiten der Ohren, des Rachens, der Atemorgane, der Abdominalorgane, des ZNS, einschließlich eines evtl. Fieberkrampfes;
– den bisher eingenommenen Medikamenten (an die Möglichkeit einer Allergie denken!).

Weiterer Gang der Untersuchung

Die Häufigkeit und Vieldeutigkeit des so unspezifischen Symptoms Fieber zwingen uns zu einer rationellen Diagnostik, die nicht alle Untersuchungsmöglichkeiten auf einmal einsetzt, sondern – den Bedürfnissen der Praxis entsprechend – zunächst nur die häufigsten Fieberursachen ausschließen muß. Erst in einer zweiten oder dritten Untersuchungsattacke, die nur begonnen wird, wenn die Fieberursache ungeklärt blieb, müssen dann auch seltenere Fieberursachen in Erwägung gezogen werden. Drei Untersuchungsetappen sind sinnvoll:
a) Basisuntersuchung,
b) Spezialuntersuchung,
c) hochspezialisierte Untersuchung.

a) Basisuntersuchung bei der Fahndung nach Fieberursachen

Zu ihr gehören:
– die gründliche klinische Untersuchung,
– einfache Zusatzuntersuchungen (Urinuntersuchung, Blutbild, Blutsenkungsgeschwindigkeit).

Klinische Untersuchung:
– äußere Untersuchung des vollständig entkleideten Kindes bei guter Beleuchtung, um auch ein zartes, beginnendes Exanthem nicht zu übersehen, dabei besonders hinter den Ohren (Röteln, Masern!) und in der Schenkelbeuge (Scharlach!) sowie an der Bauchhaut (Roseolen) nachschauen;
– Otoskopie;
– Racheninspektion (Enanthem, Angina = Tonsillitis, Pharyngitis, Herpangina);

- Perkussion und Auskultation der Lungen;
- Palpation des Abdomens (Suche nach einer Milz- oder Lebervergrößerung);
- Suche nach vergrößerten Lymphknoten;
- Prüfung der meningitischen Zeichen;
- Untersuchung der Gelenkbeweglichkeit;
- Suche nach Schwellungen durch einen umschriebenen entzündlichen Prozeß (rheumatisches Fieber, Rheumatoid-Arthritis, Abszesse, Osteomyelitis).

Einfache Zusatzuntersuchungen:
- Urin (Eiweiß, Sediment, Kammerzählung, Keimzahlbestimmung, Erregernachweis);
- Blutbild (Leukozyten, Differentialblutbild);
- Blutsenkungsgeschwindigkeit (BSG);
Mit diesen Untersuchungen ist in etwa 80–90 % aller Fälle, je nach epidemiologischer Situation, die ambulante Klärung einer Fieberursache möglich.

Bei den übrigen Kindern muß nach dem Allgemeinbefinden entschieden werden,
- ob der weitere Verlauf abgewartet werden kann (nur Verordnung von Antipyretika) oder
- ob eine ungezielte probatorische Antibiotikabehandlung nötig ist (die den strengen theoretischen Regeln zuwiderläuft, daß Antibiotika nur gezielt nach eindeutiger Klärung der Diagnose, Erregernachweis und Resistenzbestimmung bei sensiblen Keimen eingesetzt werden sollen).

Nach dem Resultat von Blutbild und BSG fällt diese Entscheidung leichter, da mittels dieser beiden Untersuchungen meist geklärt werden kann, ob eine wahrscheinlich bakterielle Infektion vorliegt (bei der allein Antibiotika wirksam sind) oder eine Virusinfektion:

	Bakterielle Infektion	*Virusinfektion*
BSG	meist stark beschleunigt	gering beschleunigt oder normal
Leukozytenzahl	meist deutlich erhöht	normal, leicht erhöht oder vermindert
Differential-blutbild	meist starke Links-verschiebung	geringe oder fehlende Linksverschiebung

Für die *Diagnose eines rheumatischen Fiebers* sind die *Jones*-Kriterien zu berücksichtigen (nach *Lorenz*):

Hauptkriterien:
1. Karditis,
2. Polyarthritis,
3. Chorea,
4. Erythema marginatum,
5. Subkutane Knötchen.

Nebenkriterien:
1. vorausgegangenes rheumatisches Fieber oder rheumatische Herzerkrankung,
2. Gelenkschmerzen,
3. Fieber.

Laborbefunde:
1. „Akute-Phase"-Reaktionen: Leukozytose, erhöhte BSG, Nachweis des C-reaktiven Proteins,
2. EKG-Veränderungen (verlängertes PR-Intervall),
3. Hinweise auf eine Streptokokkeninfektion (positiver Rachenabstrich, erhöhter Antistreptolysintiter, vorangehende Scharlacherkrankung).

Bewertung der *Jones*-Kriterien: 2 Hauptkriterien oder 1 Hauptkriterium und 2 Nebenkriterien bedeuten hohe Wahrscheinlichkeit für das Vorliegen eines rheumatischen Fiebers, insbesondere, wenn eine Streptokokkeninfektion vorausging.

Blutsenkungsgeschwindigkeit (BSG):
Der BSG allein kommt folgende diagnostische Bedeutung zu (Registrierung allein des 1-Stunden-Wertes genügt):

– eine normale oder nur leicht erhöhte BSG schließt eine ernsthafte Allgemeinerkrankung oder einen isolierten krankhaften Befund keineswegs aus, auch schwere entzündliche oder maligne Krankheiten können vorliegen;

– jede deutliche Erhöhung des BSG auf 40 mm/1 Stunde oder mehr ist als sicheres Zeichen einer ernsthaften, meist akut entzündlichen Erkrankung zu werten;

– häufigste Ursachen einer solchen deutlich beschleunigten BSG sind Pneumonien, Bronchitiden und Infekte der oberen Atemwege, Meningitiden, Enteritiden, maligne Tumoren, Leukosen, rheumatische Prozesse, Harnwegsinfektionen und Nephrosen;

– bei den meisten dieser Erkrankungen sind Fieber und erhöhte BSG miteinander kombiniert;

– Erkrankungen mit deutlich erhöhter BSG ohne Fieber sind vor allem Nephrosen, Leukosen und maligne Tumoren, diese machen zusammen aber nur einen kleinen Teil aller Fälle aus.

Eine *Lumbalpunktion* zum Ausschluß einer Meningitis ist indiziert bei jedem:
- unklar fiebernden Neugeborenen,
- fiebernden Kinde, das gekrampft hat,
- Kinde, das positive meningitische Zeichen aufweist.

Eine *Thorax-Röntgenaufnahme* ist indiziert zum Ausschluß einer Pneumonie bei fiebernden Kindern:
- bei auffälligen Atemstörungen,
- bei nachweisbaren pneumonischen Zeichen,
- beim Vorliegen eines auffälligen Perkussions- oder Auskultationsbefundes.

b) Spezialuntersuchungen zur Fahndung nach Fieberursachen

Wenn
- das Fieber weiter anhält,
- die bisherigen Untersuchungen keine Klärung erbrachten,
- der Fiebertyp septisch (intermittierend) ist,
- BSG und Blutbild für eine bakterielle Infektion sprechen,

sind nachstehende Untersuchungen zur weiteren gezielten Erregersuche angezeigt:

- Blutkultur (möglichst mehrfach, bei Fieberanstieg abnehmen);
- bakteriologische (evtl. auch virologische und mykologische) Untersuchung von Sputum bzw. Bronchialsekret, eitrigen Absonderungen, Stuhl, Urin, Liquor;
- serologische Untersuchungen: *Widal*-Reaktion, *Paul-Bunnel-Test*, *Sabin-Feldmann*-Test, KBR auf Influenza-, Coxsackie-, Adenoviren, Lues- und Tuberkulinteste,

⎫
⎬ vor Beginn einer antibiotischen Behandlung!
⎭

- Röntgen-Thorax zum Ausschluß einer Pneumonie;
- (eventuell) Lumbalpunktion;
- (eventuell) i. v. Pyelogramm (zum Ausschluß von Harnwegsfehlbildungen oder pyelonephritischen Veränderungen), bei einseitig stummer Niere – anschließend Isotopen-Nephrogramm, danach eventuell: Nierenangiographie, sowie Miktions-Zysto-Urogramm).

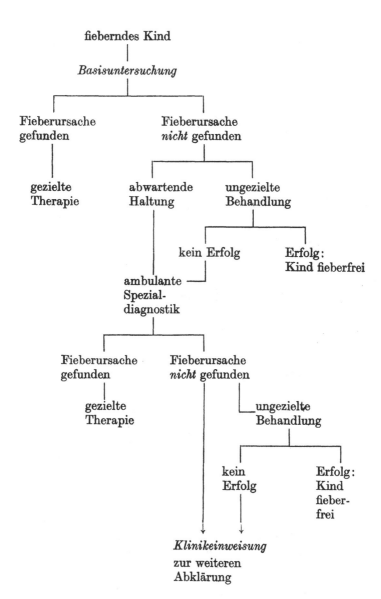

Schema zum Gang der Diagnostik bei Fieber

c) Hochspezialisierte Untersuchungen zur Fahndung nach Fieberursachen

Falls das Fieber weiter anhält und nicht geklärt werden konnte, ist auf jeden Fall stationäre Einweisung zur weiteren Diagnostik notwendig.
Diese umfaßt dann u. a.
– Knochenmarkspunktion: zum Ausschluß einer Leukose oder anderen malignen Hämoblastosen (außerdem Material der Markpunktion zur Anlage einer Blutkultur benutzen!);
– Röntgenuntersuchungen des Skeletts zum Ausschluß einer Osteomyelitis;
– Knochen- und Leberszintigraphie (zur Abszeß- bzw. Osteomyelitis- oder Tumorsuche);
– LE-Test (zum Ausschluß eines Erythematodes);
– Nachweis antinukleärer Faktoren (positiv bei Erythematodes).

Folgende klinische Symptome können bei einem Erythematodes gefunden werden: Gesichtserytheme (schmetterlingsförmig), flach erhabene münzengroße Exantheme, Alopezie, photosensible Hautveränderungen, Ulzera an der Mund- oder Rachenschleimhaut, arthritische Veränderungen ohne Gelenkdeformierung, Proteinurie, Zylindrurie, Pleuritis oder Perikarditis, psychotische Störungen oder Krämpfe, hämolytische Anämie, Leuko- oder Thrombozytopenie.

Zusammenfassend stellt das Schema auf S. 36 den Gang der Diagnostik dar.

2.2.   Schmerz

Für den Schmerz im Kindesalter gelten – gegenüber den Verhältnissen bei Erwachsenen – eine Reihe von Besonderheiten:
a) Akute Schmerzzustände sind häufig, lang anhaltende Schmerzen dagegen selten (und dann pathognomonisch besonders bedeutungsvoll!).
b) Kinder können Schmerzen – je jünger um so weniger – kaum unterdrücken, die Schmerzempfindlichkeit ist aber individuell sehr unterschiedlich, bei sensiblen und neuropathischen Kindern kann sie stark gesteigert sein.

Ausnahme: Bei der sehr seltenen kongenitalen Analgie fehlt jede Schmerzempfindung völlig, was zu schweren Verbrennungen und anderen Verletzungen führen kann.

c) Selbst ältere Kinder können Schmerzen nur schlecht lokalisieren. Erst bei Schulkindern kommt man durch sorgsame Palpation des Abdomens über die Angabe „Der Bauch tut weh", wobei meist auf den Nabel gezeigt wird, hinaus.

d) *Säuglinge und Kleinkinder*, die Schmerzen empfinden, weinen laut und geben sich ganz ihrem Schmerz hin. „Sie halten die Augen krampfhaft geschlossen, werfen quere und senkrechte Stirnfalten auf und stoßen durch den viereckig breit geöffneten Mund mit hochgezogener Oberlippe und der vorgeschobenen Unterlippe kurze, scharfe oder klägliche Laute aus" (*Hertl*).

Ein Anhalt für die Lokalisation ist nur aus der Beobachtung zu gewinnen, daß die Kinder nur dann, oder verstärkt dann schreien, wenn das betreffende Organ, z.B. das Ohr oder der Bauch berührt oder palpatorisch untersucht wird.

Aufmerksame Mütter bemerken bereits bei den täglichen Pflegeverrichtungen solche Schmerzreaktionen, u.a. wenn infolge einer Otitis media Ohrmuschel und Gehörgangseingang schmerzhaft sind.

e) *Ältere Kleinkinder und Schulkinder* versuchen trotz der Schmerzen Haltung zu bewahren. Aber ihre Physiognomie und ihr Verhalten verraten den Schmerz doch.

„Starr blickende, anscheinend nicht fixierende, glänzende und tränenerfüllte Augen, der »festgehaltene Blick« (*Baumgärtner*) unter zusammengezogenen, schräggestellten Augenbrauen und steile Falten über der Nasenwurzel" sind nach *Hertl* dafür charakteristisch.

f) Der Häufigkeit nach stehen insgesamt bei Kindern Halsschmerzen an erster Stelle, gefolgt von Bauch-, Kopf- und Ohrenschmerzen sowie Gelenk- und Gliederschmerzen. Alle übrigen Schmerzlokalisationen sind seltener und meist mit weiteren Symptomen kombiniert, die auf das betreffende Organ hinweisen.

Im weiteren sollen die verschiedenen Schmerzlokalisationen jedoch systematisch nacheinander abgehandelt werden.

2.2.1. Kopfschmerzen

Kopfschmerzen können initial oder im weiteren Verlauf bei fast allen akuten Erkrankungen im Kindesalter auftreten. Die übrigen nachweisbaren Krankheitssymptome führen dann meist zur Klärung der Diagnose.
Solange die Kopfschmerzen andauern, halten die Kinder meist den Mund geschlossen, wollen nicht sprechen und sind still in sich gekehrt. Nur kleinere Kinder werfen den Kopf oder den ganzen Körper hin und her und greifen sich an den Kopf.
Beachte: Kopfschmerzen sind besonders dann bedeutungsvoll, wenn sie häufig wiederkehren oder längere Zeit andauern. Dann ist stets eine genaue klinische und instrumentelle Diagnostik indiziert.

Folgende pathophysiologische Mechanismen können zu Kopfschmerzen führen:
Steigerung des Liquordruckes,
Zunahme des Hirnvolumens,   } intrakranielle
verstärkte Hirndurchblutung,   } Drucksteigerung
verminderte Hirndurchblutung, } intrakranielle
verminderte Liquormenge,   } Druckminderung
fortgeleitete Schmerzen von Nachbarorganen.

Ursachen

Die genannten pathophysiologischen Mechanismen können die Folge von
Entzündungen,
Traumafolgen,
Neubildungen oder
Allgemeinerkrankungen sein.

Somit kommen folgende Erkrankungen in Frage:
eitrige Meningitis,   Hirnabszesse,
seröse Meningitis,   intrakranielle Blutungen,
Enzephalitis,   Hirnkontusion,
Hirnödem,   Commotio cerebri,
Meningosis leucämica,   Hydrozephalus,
intrakranielle Tumoren,   intrakranielle Aneurysmen,

Sinusthrombose,
Epilepsie,
Craniosynostose,
Arachnitis cystica,
Polyradikulitis,
Hirnnerven-Neuralgie
(vor allem des N. trigeminus),

Migräne,
Sonnenstich (Insolation),
Zustand nach
Schädel-Hirn-Trauma,
Zustand nach
Liquorentnahme.

Auch bei folgenden *Allgemeinerkrankungen* können Kopfschmerzen auftreten:
Bluthochdruck (Hypertonie),
Herzinsuffizienz,
Niereninsuffizienz (Urämie),
Polyzythämie,
Hypoglykämie,
akute Infektionskrankheiten (u.a. Scharlach und Hepatitis infectiosa),
akute Vergiftungen (Alkohol, CO, Nikotin, Kohlenwasserstoffe, Schwermetalle),
chronischer Medikamenten-Abusus,
rasches Absetzen einer länger dauernden Corticosteroidtherapie (sog. „Pseudotumor cerebri"),
starker Wasserverlust (Erbrechen, Durchfall),
Fieber.

Fortgeleitete Kopfschmerzen kommen vor bei:
– Augenerkrankungen: Iridozyklitis, Neuritis nervi optici, Brechungsanomalien;
– Ohrenkrankheiten:
Otitis externa, Gehörgangsfurunkel, akute und chronische Otitis media, Labyrinthitis, Morbus Menière;
– Nasenerkrankungen:
Nasenfurunkel, hyperplastische Rhinitis, vasomotorische Rhinitis, Septumdeviationen, Polyposis nasi, Sinusitis maxillaris, frontalis oder sphenoidalis, Rachenmandelhyperplasie, juveniles Nasen-Rachen-Fibrom;
– Zahnkrankheiten: Pulpitis, Granulome, Karies;
– Schädeldach: umschriebene Entzündungen, Tumoren, Metastasen;
– Halswirbelsäule: Arthritis und Arthrose, nuchale Muskelverspannung.

Beachte: Psychogener Kopfschmerz (auch vaso-vegetativer, neurogener oder „Schul"-Kopfschmerz genannt) ist bei Kindern insgesamt wesentlich seltener als bei Erwachsenen, kommt aber doch im Schulkindes- und Jugendalter relativ häufig vor. Er soll jedoch erst nach Ausschluß anderer Ursachen diagnostiziert werden.

Untersuchungsgang

Anamnese:
Familiäre Belastung (Migräne)?
Seit wann, wie oft, wie lange anhaltend?
Wie und wo beginnend – einseitig lokalisiert?
Mit welchen Erscheinungen kombiniert?
Abhängigkeit von Tageszeit und Wetter?
Infektionskrankheiten?
Einnahme von Medikamenten oder Giften?
Familiäre oder schulische Konflikte?

Klinischer Befund:
Zeichen einer Infektion, Meningitische Zeichen, Kopfumfang messen, Schädelschettern, neurologische Ausfälle, Blutdruck.

Kopfschmerz ist oft das erste auf eine Hypertonie hinweisende Zeichen. Die kindliche Hypertonie ist am häufigsten renal, in zweiter Linie durch einen Gefäßprozeß (Aortenisthmusstenose, Nierenarterien-Anomalien), nicht selten durch einen (iatrogenen) Steroid-Cushing und nur ausnahmsweise durch ein Phäochromozytom bedingt. Jede – oft nur zufällig entdeckte – kindliche Hypertonie muß der Anlaß zu einer gründlichen nephrologischen Untersuchung sein.

Laboruntersuchungen:
Liquoruntersuchung: Zucker, Eiweiß, Zellzahl, Zytologie (*Sayk-*Kammer), Kolloidreaktionen;
Blutzucker;
Serumharnstoff und -kreatinin;
Hämoglobin und Erythrozytenzahl sowie BSG.
Urinuntersuchung

Röntgenuntersuchungen:
Schädelleeraufnahmen in 2 Ebenen (Hirndruckzeichen);
Nasennebenhöhlen;
(Halswirbelsäule);

Sonstige Spezialuntersuchungen:
Augenärztliche Untersuchung (Augenhintergrund und Suche
nach Brechungsanomalien oder entzündlichen Erkrankungen);
HNO-Untersuchung;
EEG;
Echo-Enzephalographie;
Hirnszintigraphie;
Pneumenzephalographie;
Carotis- und/oder Vertebralis-Angiographie;
psychologische und kinderpsychiatrische Untersuchung.
Beachte: Bezüglich der Indikationen zu den eingreifenden Unter-
suchungen (Pneumenzephalographie und Angiographie) gilt das
auf S. 164 ausgeführte.

2.2.2. Schmerzen im Hals-Nasen-Ohren-Bereich

Der enge anatomische und funktionelle Zusammenhang dieser
Gebiete rechtfertigt ihre gemeinsame Besprechung. Schmerzen
in diesem Bereich machen selten größere diagnostische Schwierigkeiten. Ihre Lokalisation ergibt mit dem Inspektionsbefund
zusammen meist schon die Klärung.
Vielfach wird bereits der Schluß gezogen:
Ohrenschmerzen = Otitis media, Halsschmerzen = Angina,
ohne durch eine Otoskopie oder Racheninspektion diese – freilich oft zutreffende Blitzdiagnose zu überprüfen. Das kann zu
Irrtümern führen.

2.2.2.1. Ohrenschmerzen

Mittelohr- und Gehörgangserkrankungen sind bei Kindern meist
mit einem Tragusdruckschmerz kombiniert, der ein guter Hinweis auf diese Krankheiten ist.

Ursachen

Otitis media acuta,
Rezidiv einer chronischen (rezidivierenden) Otitis media,
Tubenkatarrh.

diffuse Otitis externa (oft als Mitbeteiligung des Gehörganges an einem Ekzem des Gesichtes),
umschriebene Otitis externa (Gehörgangsfurunkel),
Mastoiditis,
Zoster oticus,
Ohrmuschelveränderungen (Perichondritis, Othämatom).
Beachte: Bei entzündlichen Veränderungen im Rachen können die Schmerzen in die Ohren projiziert werden, darum muß bei Ohrschmerzen auch unbedingt der Rachen inspiziert werden.

Untersuchungsgang

Anamnese:
Bestehen weitere Symptome?
Fieber, Ohrerkrankungen, läuft das Ohr? Seit wann?

Inspektion:
Ohrmuschel, Mastoid, Gehörgang und Trommelfell stets auf beiden Seiten.
Wenn der Gehörgang durch Sekret oder Cerumen verlegt ist, muß eine Ohrspülung mit lauwarmem Wasser, evtl. unter Zusatz der desinfizierenden Mucidan®-Lösung vorgenommen werden.
Beachte: Eine Ohrspülung darf nicht erfolgen
– bei frischen Verletzungen (Schädel-Hirn-Trauma) wegen der Infektionsgefahr,
– bei (aus der Anamnese) bekannter Trommelfellperforation, wenn keine Sekretion aus dem Mittelohr besteht, um eine iatrogene Auslösung eines Otitis-Rezidives zu vermeiden.

Röntgenaufnahmen (verschiedene Spezialtechniken):
Sie sind nur bei Verdacht auf eine chronische Otitis (vor allem die epitympanale Otitis media = Cholesteatom-Eiterung) mit Knocheneinschmelzung von Wert, auch bei Verdacht auf Mastoiditis zu erwägen, nicht dagegen bei akuten Prozessen.

Orientierende Hörprüfung (vgl. S. 213):
Eine Otitis media, ein Tubenkatarrh und eine Verlegung des Gehörganges durch Fremdkörper oder starke Schwellung (Otitis

externa) führt zu einer akuten Schalleitungsschwerhörigkeit. Ein normales Hörvermögen schließt eine Otitis media (weitgehend) aus.

2.2.2.2. Nasenschmerzen

Ursachen

Furunkel am Naseneingang,
Nasenfremdkörper,
Nasenseptumhämatom (durch Trauma),
Nasenseptumabszeß (oft Folge infizierter Septumhämatome).
Die Rhinitis als häufigste Erkrankung der Nase verursacht dagegen nur ausnahmsweise stärkere Nasenschmerzen.

Untersuchung

Durch eine *Inspektion* der Nase, die durch Abschwellen der verdickten Nasenschleimhäute mit $1^0/_{00}$iger Adrenalinlösung erleichtert wird, lassen sich diese Krankheiten leicht nachweisen. *Röntgenuntersuchung* der Nasennebenhöhlen ist nötig zum Nachweis oder Ausschluß einer Sinusitis, die aber bei Kindern nur selten mit stärkeren Schmerzen, meist schmerzlos verläuft oder nur mit diffusen Kopfschmerzen.

2.2.2.3. Halsschmerzen

Halsschmerzen sind bei Kindern oft mit Schluckbeschwerden und Lymphknotenschwellung am Kieferwinkel kombiniert.

Ursachen

Tonsillitis (Angina): Umschriebene (meist durch eine bakterielle Infektion bedingte) Entzündung der Gaumenmandeln (auch bei infektiöser Mononukleose!).

Pharyngitis: Diffuse Entzündung der gesamten Rachenschleimhaut (meist virusbedingt).

Seltener kommen vor:
Seitenstrangangina: Isolierte Entzündung der nach einer Tonsillektomie verbliebenen Reste lymphatischen Gewebes.
Peritonsillarabszesse.
Epiglottitis (supraglottische Laryngitis): Sonderform des Krupp-Syndroms (vgl. S. 57) mit starken Schluckschmerzen und Speichelfluß, bei tiefer Racheninspektion sieht man am Zungengrund die vergrößerte, stark gerötete und geschwollene Epiglottis.
Fremdkörper sind oft klein und in die Schleimhäute eingespießt (z. B. Gräten oder Splitter), nicht selten schwierig zu finden.
Retropharyngealabszesse: Vorwiegend bei Säuglingen: Vorwölbung der Rachenhinterwand.
Tonsillensarkom: Symptomatik ist ähnlich einer Peritonsillitis mit einseitiger Vorwölbung, erst die Therapieresistenz führt zur Klärung durch histologische Untersuchung (Probeexzision).

2.2.3. Schmerzen im Bereich des Brustkorbes

Thoraxschmerzen sind bei Kindern seltener als bei Erwachsenen, vor allem deshalb, weil es in diesem Alter kaum Herzschmerzen gibt (keine Koronarsklerose, kein Myokardinfarkt, auch bei den meisten angeborenen Herzfehlern niemals Schmerzen).

Ursachen

Die Schmerzen können ausgehen von:

Pleura,	Schmerzen von der Atmung abhängig
Muskulatur,	
Knochen,	
Gelenken,	
Wirbelsäule,	Schmerzen nicht atemabhängig
Interkostal-	
nerven,	
Herz,	
Mediastinum,	
Oesophagus	Schmerzen von der Nahrungsaufnahme abhängig

Im einzelnen sind im Kindesalter folgende Erkrankungen (in systematischer Reihenfolge) möglich:

Pleura:

Pleuritis
Pleuro-
pneumonie
Pleuraempyem, } (meist bakterielle, vor allem Staphylokokkeninfektion, selten Virusinfektion oder Tuberkulose)

Pleurodynie (Bornholmsche Krankheit = Coxsackie-Virusinfektion),
Hämatothorax (traumatisch bedingt),
Spontan-Pneumothorax,
Pleuratumoren (Pleuramesotheliom, Lymphogranulomatose, Tumormetastasen).

Muskulatur:
„Muskelkater" nach ungewohnten Anstrengungen, Muskelzerrungen.

Knochen:
Frakturen und Infraktionen („Grünholzfrakturen"),
Otseomyelitis,
Knochentumoren,
Knochenbeteiligung bei malignen Hämoblastosen.

Rippen:
Tietze-Syndrom (idiopathische Schwellung der parasternalen Knorpel-Knochen-Grenze).

Interkostalnerven:
Zoster,
Interkostalneuralgie.

Herz:
Perikarditis, Myokarditis,
Aorten-Aneurysma.

Oesophagus (meist mit Erbrechen kombiniert, vgl. S. 69):
Oesophagitis,
Oesophagusfremdkörper,
Hiatushernie,
Kardiaspasmus,
Oesophagusstenose,
Oesophagusdivertikel,
Dysphagia lusoria.

*Wirbelsäule: Scheuermann*sche Krankheit.

Untersuchungsgang

Anamnese:
Das Verhalten der Schmerzen zur Atmung oder der Nahrungsaufnahme sowie die Schmerzlokalisation und Zusatzsymptome
lassen meist erkennen, von welchem Organ die Schmerzen ausgehen.

Perkussion:
Klopfschalldämpfung über der Lunge? Herzdämpfung vergrößert?

Auskultation:
Atemsynchrone Reibegeräusche über der Lunge? Pulssynchrone
Reibegeräusche über dem Herzen? Abgeschwächtes oder auf-
gehobenes Atemgeräusch? leise Herztöne, Bronchialatmen.

Röntgenthorax in 2 Ebenen:
Herzvergrößerung, Pleuraerguß, Pneumonie, Mediastinalverbreiterung, Rippenveränderungen.

Oesophagusuntersuchungen:
Verdacht auf Fremdkörper: Oesophagoskopie;
Breipassage zur röntgenologischen Darstellung.

Laboruntersuchungen:
Blutbild und BSG,
Virusdiagnostik,
bakteriologische Untersuchung von (durch Punktion gewonne-
nem) Exsudat,
Tuberkulintestung.

2.2.4. Bauchschmerzen

Bauchschmerzen bei Kindern sind sehr häufig und vieldeutig.
Sehr oft treten sie gleichzeitig mit Erbrechen auf, seltener in
Kombination mit Durchfällen.
Bauchschmerzen können sowohl eine völlig harmlose Erscheinung sein als auch Symptom einer lebensbedrohlichen Erkrankung, die dringender chirurgischer Intervention bedarf.
Von einer sorgfältigen Anamnese-Erhebung und einer sehr
gründlichen, in Zweifelsfällen im Abstand weniger Stunden
mehrfach vorzunehmenden Untersuchung hängt dann nicht
selten das Leben eines Kindes ab.

Ihrer Ätiologie nach können die Schmerzen wie folgt bedingt sein:
- entzündlich;
- nichtentzündlich (mechanisch, spastisch, embolisch-thrombotisch).

Ursachen

Die Schmerzen können im ganzen Magen-Darm-Trakt und im Mesenterium, wie an der Leber und den Gallenwegen, an Milz, Pankreas, Nieren und Harnwegen ihre Ursache haben aber auch in den Lungen (Pneumonie!) oder im Rachen (Tonsillitis, Adenoide!). Metabolische Störungen, Vergiftungen und Infektionskrankheiten können ebenfalls zu Leibschmerzen führen.

Die Angaben des Kindes über die Lokalisation eines Schmerzes sind oft ungenau und führen diagnostisch selten weiter. Eher verwertbar sind die kindlichen Aussagen darüber, ob der Schmerz dauernd oder kurzdauernd anfallsartig auftritt und ob es bei der Palpation durch den Untersucher schmerzt.

Bei Säuglingen und Kleinkindern kann plötzliches Aufschreien, verbunden mit Unruhe und schmerzlich verzerrtem Gesicht als typisch für kolikartige (häufig spastische) Leibschmerzen gelten, die u. a. an eine Invagination denken lassen.

Akutes Abdomen

Ausdruck dieses bedrohlichen Krankheitszustandes ist die – schon seit der Antike bekannte – *Facies hippokratica* (Facies abdominalis oder Facies peritonealis), die auch bei Kindern an den verfallenen Zügen, dem ängstlich gespannten, leidenden Gesichtsausdruck, einer spitzen Nase, tiefliegenden Augen mit oft weiten Pupillen, blasser Haut und trockenen Lippen zu erkennen ist. Als klinische Merkmale des abdominalen Schockzustandes finden wir dabei Schweißausbruch, Tachykardie und Blutdruckabfall. Auch wenn gleichzeitig die Atmung reflektorisch verändert wird, oberflächlich, stöhnend und oft unregelmäßig ist, darf das nicht von dem Bauchbefund ablenken.

Beachte: Vor jeder geplanten Laparotomie wegen eines akuten Abdomens ist auch bei physikalisch unauffälligen Lungen eine

Thorax-Röntgenaufnahme anzufertigen, um eine Pneumonie sicher auszuschließen.
Das mit starken kolikartigen Bauchschmerzen und heftigem Erbrechen beginnende *akute Abdomen* kann durch eine *peritoneale Reizung* oder eine *Peritonitis* bedingt sein. Die Peritonitis im Kindesalter tritt häufiger als diffuse Peritonitis auf und seltener als bei Erwachsenen umschrieben. Sie kann durch Perforation (Appendizitis acuta) oder Durchwanderung (Invaginationsileus oder Enterokolitis) entstehen, selten auch hämatogen. Bei kleinen Kindern ist die Diagnostik erheblich erschwert, bei Säuglingen am schwierigsten.
Die häufigste Ursache ist die *akute Appendizitis*, die auch schon bei Säuglingen, Früh- und Neugeborenen vorkommen kann, meist aber bei Klein- und Schulkindern auftritt.
Entsprechend dem Alter der Kinder sind in der Reihenfolge der nach unten abnehmenden Häufigkeit folgende Erkrankungen zu nennen:

Neugeborene	*Säuglinge und junge Klein- kinder*	*Ältere Kleinkinder (2.–5. Lebensjahr)*	*Schulkinder*
Angeborene Fehlbildungen	Enteritis	Enteritis	Appendizitis
	Invagination	Appendizitis	Enteritis
Mekonium-Ileus	Appendizitis	Infekte	Ulkus

Außerdem kommen als Ursache in Frage:

Lokale Prozesse:
Lymphadenitis mesenterialis,
*Meckel*sche Divertikulitis,
Ruptur einer Corpusluteumzyste,
Ovarialtorsion,
Netztorsion.
} werden meist erst intraoperativ erkannt

Prozesse im Intestinaltrakt:
Gastroenteritis,
Purpura abdominalis (*Henoch*) (vgl. S. 182),
Ulcus ventriculi,
Ulcus duodeni,
Ileitis terminalis,
Enteritis regionalis,
Chilaiditi-Syndrom:
Rotationsanomalien des Darmes,
} häufig Ursache rezidivierender Leibschmerzen

49

Adhäsionsileus (nach vorangehender
Laparotomie),
Invaginationsileus,
Volvulus,   mechanischer
Strangulationsileus   Ileus
Obturationsileus bei Megakolon
und Mukoviszidose.

Beachte: Zeichen des Darmverschlusses (Ileus) sind:
Bauchschmerzen, Erbrechen, Stuhlverhaltung,
aufgetriebenes Abdomen, sichtbare Peristaltik.

Ein unbehandelter *mechanischer Ileus* (mit beschleunigter und
starker Peristaltik) geht schließlich in einen *paralytischen Ileus*
über (Darmlähmung), der auch primär bei einer abszedierenden Pneumonie oder anderen septisch-infektiösen Prozessen
oder bei einer Peritonitis auftritt.

Erkrankungen außerhalb des Magen-Darm-Traktes, die Bauchschmerzen und ein akutes Abdomen hervorrufen können sind:

Urogenitaltrakt: Pyelonephritis, Glomerulonephritis, Urolithiasis, Hodentorsion, paranephritischer Abszeß.

Leber und Gallenwege: Hepatitis infectiosa, infektiöse Mononukleose, Cholangitis, Cholelithiasis (selten).

Pankreas: akute Pankreatitis (bei Mumps).

Milz: Milztorsion, Milzinfarkt.

Allgemeinerkrankungen: Scharlach, Mumps, Masern, *Bornholm*-
sche Krankheit, Infekte der oberen und tiefen Atemwege.

Die am häufigsten zu treffende schwierige Entscheidung (auch
wegen der Konsequenzen in der Behandlung) ist die *Abgrenzung*
von Appendizitis und Enteritis:

Häufigste Symptome:

Appendizitis:	*Enteritis:*	
lokalisierter	Bauchschmerzen,	abnehmende
Druckschmerz,	diffuser Druckschmerz,	Häufigkeit
Bauchschmerzen,	Erbrechen,	der Symptome
Loslaßschmerz,	Fieber,	↓
Abwehrspannung,	meist Durchfall (oft	
Erbrechen,	erst später auftretend).	
selten Durchfall.		

Untersuchungsgang

Anamnese:
Beginn wann und wie? Früher schon ähnliche Erscheinungen?
Begleitsymptome (Erbrechen, Stuhlverhaltung, Durchfall)

Temperaturmessung:
Nicht die absolute Höhe des Fiebers ist von Bedeutung, sondern
die Temperaturdifferenz zwischen axillarer und rektaler Messung. Über 0,5 °C Differenz sprechen für einen intraabdomi-
nalen entzündlichen Prozeß.

Palpation:
Vorsichtig von den Flanken her zuerst dort, wo die Kinder
keine Schmerzen angeben, möglichst so vorsichtig (Ablenkung
durch die Mutter oder eine Schwester), daß die Kinder nicht
zu weinen anfangen. Lokale Empfindlichkeit, Druck- und Los-
laßschmerz prüfen sowie die Eindrückbarkeit der Bauchdecken.
Lokale Abwehrspannung im rechten Unterbauch und eine umschriebene Resistenz sind besonders verdächtig auf eine Appendizitis. Sie müssen kurzfristig kontrolliert werden und bei ihrer
Zunahme sind die Kinder dem Chirurgen zu überweisen.

Rektale Untersuchung:
sehr wichtig: seitendifferente Befunde mit einseitigem Druckschmerz und Abwehrspannung sowie lokaler Vorwölbung sprechen für eine Abszeßbildung, ein walzenförmiger Tumor für
eine Invagination, bei der sich häufig nach der Untersuchung
etwas Blut am Fingerling findet.

Untersuchung von Hoden und Leistenbeuge:
Einseitige Hodenschwellung mit bläulichroter Verfärbung ist
verdächtig auf Hodentorsion (Operation nötig!), eingeklemmte
Hernie?

Laboruntersuchungen:
BSG;
Leukozytenzahl und Differentialblutbild;
Urin: Hämaturie, Leukozyturie, Gallenfarbstoffe,
Amylasebestimmung im Urin (erhöht bei Pankreatitis).

Röntgenuntersuchungen:
Abdomenleeraufnahme (in senkrechter Position!): Bei Appendizitis keine auffälligen Befunde, nützlich dagegen bei Ileusverdacht (Spiegelbildung) und Verdacht auf Urolithiasis.
Thoraxübersicht: zum Ausschluß einer Pneumonie.
i. v. Pyelogramm: bei Verdacht auf Harnwegsfehlbildung.
Miktions-Zysto-Urogramm: zum Ausschluß eines vesiko-ureteralen Refluxes und einer infravesikalen Harnabflußstörung.

2.3.　Husten und/oder Atemnot

Husten

Husten ist das häufigste, damit aber auch am wenigsten spezifische Symptom fast aller akuten oder chronischen Atemwegserkrankungen. Trotzdem kann der erfahrene Arzt aus dem Husten und seinem Charakter differentialdiagnostisch wichtige Schlüsse ziehen. Schon sein Klang besitzt eine Bedeutung. Der Klangcharakter (Lautstärke, Frequenzspektrum, Nebengeräusche) des Hustens ist abhängig von seiner Ursache, der Lokalisation der krankhaften Veränderungen, von der Art und Menge entzündlicher Sekrete sowie der altersbedingten Weite des schalleitenden Atemrohres.
Ein *trockener*, unproduktiver oder *Reizhusten* ist die Folge einer lokalen Entzündung ohne Exsudatbildung oder einer nervösen Irritation.
Beim *feuchten* oder produktiven *Husten* werden entzündliche Sekrete mobilisiert und expektoriert oder – bei Kindern als Regel – nach Hochbringen aus dem Kehlkopf sofort verschluckt. An der Art des feuchten Hustens ist zu erkennen, wie groß die Sekretmenge ist und ob das Sekret zäh oder dünnflüssig ist.

Beim sehr zähen Bronchialsekret von Mukoviszidose-Kranken sind viele stakkatoartig aufeinander folgende Hustenstöße nötig, bis die Atemwege wieder frei sind.

Entsteht der Husten durch Krankheitsprozesse in den oberen Atemwegen, so klingt er heller (*pharyngeal*), weil der Thorax nicht mitschwingt und unterscheidet sich so von dem tiefersitzenden sonoren oder *tracheobronchialen Husten*. Beim Krupp-Syndrom hören wir den deutlich bellenden charakteristischen *Krupp-Husten*, bei umschriebenen Verengungen der Trachea (Trachealstenose, Lymphknoteneinbruch) einen *bitonalen* oder metallisch klingenden *Husten*, der durch Mitschwingen der stenosierten Abschnitte entsteht. Auch ein *Trachealrasseln* ist bei letzteren Kranken typisch.

Der reflektorisch (durch Reizung der Rachenhinterwand bei der Untersuchung) auslösbare, im übrigen aber vorwiegend nachts und in den Morgenstunden auftretende „*Keuchhusten*" bei Pertussis ist allgemein bekannt, ein ähnlicher Husten – allerdings ohne das juchzende Inspirium (Reprise) nach einer Hustenserie – wird auch bei der Virusgrippe und bei Kindern mit einer Mukoviszidose beobachtet. Noch lange nach Überstehen eines Keuchhustens kann ein rein psychisch bedingter, sog. Erinnerungshusten auftreten. Die Dauer eines Hustens und seine Häufigkeit geben oft wesentliche Hinweise auf die Schwere und den Verlauf einer akuten oder chronischen respiratorischen Erkrankung.

Lang anhaltender Husten führt die Kinder auch bei sonstigem Wohlbefinden zum Arzt und verdient Beachtung als möglicher Hinweis auf eine chronische broncho-pulmonale Erkrankung. Auch in der 1969 veröffentlichten Empfehlung des Ministeriums für Gesundheitswesen der DDR stellt der Husten das definitorische Hauptmerkmal der *chronischen oder rezidivierenden Bronchitis* dar:

„Bei Kindern sollte man von einer chronischen Bronchitis (vermehrte Bronchialschleimhautsekretion mit Husten und bronchitischem Auskultationsbefund) sprechen, wenn diese länger als 3 Monate kontinuierlich innerhalb 1 Jahres andauert. Eine rezidivierende Bronchitis (mindestens 3 Schübe einer Bronchitis oder Bronchopneumonie von mindestens 14tägiger Dauer innerhalb 1 Jahres mit erscheinungsfreien Intervallen) sollte von einer chronischen Bronchitis unterschieden werden."

Bei Kindern, die diese Definition erfüllen, können nach klinischen Kriterien 5 hauptsächliche Erkrankungen unterschieden werden:

– chronische Bronchitis (im engeren Sinne), einschließlich der Kinder mit bronchographisch nachgewiesenen Bronchiektasen oder deformierender Bronchitis;

– rezidivierende Bronchitis;

- rezidivierende asthmoide (oder spastische) Bronchitis;
- Asthma bronchiale;
- sonstige Bronchopneumopathien (z. B. Fehlbildungen oder rezidivierende Pneumonien).

Im Gegensatz zu Erwachsenen wird bei Kindern nur selten durch den Husten auch *Auswurf* gefördert, da Sekrete – wie erwähnt – meist verschluckt werden. Um so bedeutungsvoller ist es freilich, wenn dieses Symptom vorkommt. Vor allem ein länger dauernder Auswurf, der nur in Ausnahmefällen auch einmal blutig sein kann, ist dringend auf das Vorliegen von Bronchiektasen verdächtig und macht eine bronchologische Abklärung dieses Verdachtes notwendig. Das Symptom Auswurf darf jedoch nicht verwechselt werden mit zwei viel häufiger vorkommenden Situationen:

a) dem Ausspucken von Sekreten aus dem Nasen-Rachen-Raum, die an der Rachenhinterwand in den Meso- oder Hypopharynx herablaufen können,

b) dem Erbrechen, das nach heftigen Hustenattacken (z. B. bei Pertussis oder einer Mukoviszidose) auftreten kann.

Atemnot

Das Symptom *Atemnot* (*Dyspnoe*) wird sowohl *subjektiv* vom Patienten als beängstigendes Gefühl des Lufthungers, der erschwerten oder ungenügenden Luftzufuhr empfunden als auch *objektiv* an einer beschleunigten, vertieften oder oberflächlichen, unregelmäßigen Atmung erkannt, die nicht selten mit jugularen, intercostalen oder epigastrischen Einziehungen (unter Zuhilfenahme der Atemhilfsmuskulatur) und/oder einer geräuschvollen Atmung (Stridor) verbunden ist. Bei stärkerer Atemnot kommt noch eine Zyanose hinzu.

Eine weitere Objektivierung des Grades einer Atemnot und der durch sie bewirkten respiratorischen Insuffizienz erlaubt die Bestimmung des arteriellen pO_2 und des pCO_2.

Beachte: Atemnot und/oder Zyanose (vgl. S. 114) *können außer durch bronchopulmonale Erkrankungen auch bedingt sein durch:*
kardiale Erkrankungen (s. S. 123)
schwere Anämien (s. S. 90)
Adipositas (s. S. 191)
zentral-nervöse Störungen (s. S. 122)

Stoffwechselkrankheiten
psychisch-emotionale Faktoren.

Nahezu alle bronchopulmonalen Erkrankungen verlaufen mit einem der beiden Symptome Atemnot oder Husten bzw. mit beiden kombiniert.

Wir können danach klassifizieren:

Krankheiten nur mit Husten:
leichtere Verläufe entzündlicher Prozesse in Nasenrachen, Kehlkopf, Trachea, Bronchien und Pleura.

Krankheiten mit Husten und Atemnot:
alle schwereren Verläufe der vorgenannten Krankheiten.

Krankheiten nur mit Atemnot:
entzündliche Erkrankungen des Lungenparenchyms oder Atembehinderungen durch einen Bronchospasmus oder eine Bronchiolitis.

Ursachen

Einer *Dyspnoe* können folgende pathogenetische Mechanismen zugrunde liegen:
a) Einengung der Atemwege (mit Stridor verbunden!),
b) Einschränkungen der Atemfläche,
c) Störungen der Atemmechanik,
d) Störungen der Lungendurchblutung.

Der *Stridor* ist die Folge einer Obstruktion der zentralen Abschnitte des Atemtraktes, entweder durch Erkrankungen der Atemwege selbst oder durch ihre Kompression von außen. Die Zuordnung des Stridors zu den Atemphasen erlaubt (mit gewissen Einschränkungen) eine Lokalisation des Krankheitsprozesses:
– inspiratorischer Stridor: Hindernis oberhalb der Bifurkation;
– exspiratorischer Stridor (oder gemischter in- und exspiratorischer Stridor): Hindernis in den tiefen Atemwegen (unterhalb der Karina).
Bei leichten Obstruktionen kann nur ein Stridor ohne zusätzliche Dyspnoe auftreten.

Im einzelnen können folgende Erkrankungen die Ursache einer Atemnot sein:

a) Einengung der Atemwege:

durch Erkrankungen der Atemwege

Lokalisation	Angeboren	Erworben
Nase	Choanalatresie (ein- oder doppelseitig)	Rhinitis Rachenmandelhyperplasie Nasenrachenfibrom
Pharynx	Makroglossie Glossoptose Robin-Syndrom	Tonsillenhyperplasie Peritonsillarabszeß Retropharyngealabszeß
Kehlkopf	Diaphragma laryngis Laryngomalazie Zysten subglottisches Hämangiom subglottische Stenose Laryngozelen	Epiglottitis Glottisödem (Verätzung, Verbrühung, Insekten- stiche) Laryngitis subglottica Laryngospasmus (Tetanie) Kehlkopf-Papillomatose
Trachea	Trachealstenose Tracheomalazie	Fremdkörper Tracheitis maligna (fibrinosa)
Bronchien	Bronchialstenosen Bronchomalazie	Bronchitis Asthma bronchiale Bronchospasmus Fremdkörper Tumoren
Bronchiolen	Emphysema bronchiolectaticum	Bronchiolitis

durch Kompression	Angeboren	Erworben
	Struma congenita Lymphangiome Zysten Thymushyperplasie benigne Tumoren	Struma Lymphadenitis Abszesse Lymphknoten-Tuberkulose Lymphogranulomatose benigne Tumoren maligne Tumoren Oesophagus-Fremdkörper

b) Einschränkung der Atemfläche:

Direkt durch Ausfall von Lungenparenchym:	Indirekt durch Einengung des Lungenparenchyms von außen:
Atelektasen,	Pneumothorax,
hyaline Membranen,	Pleuraempyem,
Pneumonien,	Chylothorax,
Lungenödem,	Hämatothorax,
Lungenfibrosen,	Pleuratumoren,
Zustand nach Resektionen,	Zwerchfellhernien,
Lungenagenesie,	Zwerchfellrelaxation.
Lungenhypoplasie,	

c) gestörte Atemmechanik:	d) Störungen der Lungen-durchblutung:
zentrale Atemlähmung,	
periphere Atemlähmung,	Angeborene Herzfehler,
Muskelerkrankungen,	Lungengefäßfehlbildungen,
Thoraxfehlbildungen.	akutes Herzversagen bei Myokarditis.

Bei weitem die häufigste Ursache des Hustens sind in der ambulanten Praxis virusbedingte Infekte der oberen Atemwege als *Rhinopharyngitis* und/oder *Bronchitis*, die in der Regel wenigstens zu Beginn auch mit Fieber einhergehen.

Tritt jedoch eine stärkere Atemnot hinzu, muß in erster Linie an Komplikationen durch eine Pneumonie oder ein Krupp-Syndrom gedacht werden.

Dabei finden wir ein so charakteristisches Aussehen der Kinder, daß die richtige Diagnose schon von erfahrenen Schwestern aus dem *Aspekt* gestellt werden kann:

Bei der *Pneumonie* sehen die Kinder meist deutlich krank oder schwerkrank aus. Oft liegen sie apathisch und teilnahmslos im Bett. Die beschleunigte, oberflächliche, stöhnende Atmung ist mit typischen atemsynchronen Nasenflügelbewegungen, der sog. Nasenflügelatmung verbunden, die als pathognomonisch für eine Pneumonie gilt (,,pneumonisches Zeichen"). Auch bei fieberhafter Gesichtsrötung bleibt die Umgebung des Mundes meist blaß, die Lippen sind nicht. selten leicht zyanotisch verfärbt. Als Folge der kardialen Belastung können auch eine periphere Zyanose und eine Lebervergrößerung auftreten.

Beim *Krupp-Syndrom* (,,Pseudo-Krupp" im Unterschied von der heute nicht mehr vorkommenden diphtherischen Kehlkopfstenose, dem echten Krupp) steht die inspiratorische Atembehinderung im Vordergrund, die meist durch ein subglottisches akut entzündliches Ödem (*Laryngitis subglottica*) oder seltener eine starke Schwellung der Epiglottis (supraglottische Laryngitis = *Epiglottitis oedematiens acutissima*) bedingt ist. Die Dyspnoe ist in der Regel mit einem bellenden Husten und einem lauten inspiratorischen Stridor verbunden, der allein schon auf die richtige Diagnose weist (bei der Epiglottis tritt kein bellender Husten sondern ein Würgreiz und Schluckbeschwerden auf, bei tiefer Racheninspektion gelingt es meist, die wie eine Kirsche veränderte hochrote und stark geschwollene Epiglottis am Zungengrund zu sehen).

Bei Zunahme der Dyspnoe werden die Kinder unruhig. Sie ringen mit dem Ausdruck des Schreckens nach Luft, werden zyanotisch und klammern sich mit aufgerissenem Mund und aufgerichtetem Oberkörper angstvoll und hilfesuchend an das Bettgitter oder die Pflegerin.

Bei Pneumonieverdacht kann die *physikalische Untersuchung* meist weiterhelfen.

Der *typische pneumonische Befund*
   Klopfschalldämpfung
   Bronchialatmen
   feinblasig-klingende Rasselgeräusche
ist nur bei Lappen- oder Segmentpneumonien älterer Kinder zu finden.

Bei Bronchopneumonien der Säuglinge und Kleinkinder sind klingende Rasselgeräusche meist der einzige physikalische Befund.

Bei Pneumonien im Oberlappen- oder Mittellappenbereich sowie bei zentralen Bronchopneumonien fehlen nicht selten trotz des pneumonischen Aussehens der Kinder entsprechende perkutorische und auskultatorische Befunde.

Eine stärkere Klopfschalldämpfung und ein abgeschwächtes Atemgeräusch sprechen für eine *Pleuritis* oder die Pleurabeteiligung bei einer Pneumonie (*Pleuropneumonie*). Ein stärkerer Pleuraerguß führt zu einer auch perkutorisch nachweisbaren Herzverlagerung zur Gegenseite und zur völligen Aufhebung des Atemgeräusches. Nur selten – in der Initialphase einer Pleuritis – kann man ein Pleurareiben hören („Lederknarren"), das einer Pleuritis sicca entspricht.

Beachte: Bei jeder klinisch nachweisbaren Pleuropneumonie besteht Verdacht auf eine durch Staphylokokken hervorgerufene primär-abszedierende Pleuropneumonie, die vor allem bei Säuglingen und Kleinkindern auftritt und äußerst foudroyant und bösartig verlaufen kann. An diese besonders schwere Pneumonieform ist vor allem dann zu denken, wenn abdominelle Symptome (geblähtes Abdomen, spärliche Peristaltik, Meteorismus = durch Staphylokokkentoxine bewirkter paralytischer (Sub)Ileus vorhanden sind oder auch dann, wenn bei Erkrankungsbeginn trotz ausgeprägter Allgemeinveränderungen nur diskrete physikalische Befunde erhoben werden können. Bei jedem Verdacht auf eine abszedierende Pneumonie ist sofortige Klinikeinweisung nötig.

Ein hypersonorer Klopfschall kann umschrieben bei einem lokalisierten *Lungenemphysem* oder einem *Pneumothorax* (kombiniert mit abgeschwächtem Atemgeräusch) auftreten oder über allen Lungenfeldern bei einer generalisierten Lungenblähung durch ein *Asthma bronchiale*, oder eine *Bronchiolitis*. Bei den beiden zuletzt genannten Erkrankungen besteht eine exspiratorische Dyspnoe. Beim Asthma sind über der Lunge typische trockene Rasselgeräusche (Giemen, Pfeifen, Brummen, Schnurren) zu hören, während bei einer – fast ausschließlich Säuglinge betreffenden – Bronchiolitis entweder ein leises Atemgeräusch ohne Rasselgeräusche oder diffuse feuchte feinstblasig klingende Rasselgeräusche beiderseits nachweisbar sind.

Während das Asthma bronchiale anfallsweise auftritt und erst bei älteren Klein- und bei Schulkindern beobachtet wird, finden wir die *spastische* oder *asthmoide Bronchitis*, die einen ähnlichen Perkussions- und Auskultationsbefund bietet, vorwiegend bei älteren Säuglingen und jungen Kleinkindern. Sie rezidiviert in diesem Alter häufig bei jedem neuen Infekt der Luftwege.

Beachte: Bei jedem Kinde, das plötzlich mit heftigem Husten, Atemnot, „spastischer Bronchitis" oder asthmaähnlichen Zuständen erkrankt, oder bei dem eine „spastische Bronchitis" oder eine Pneumonie trotz Behandlung unbeeinflußt bleibt, muß differentialdiagnostisch an eine Fremdkörperaspiration gedacht werden. Das gleiche gilt, wenn ein umschriebener hypersonorer Klopfschall mit abgeschwächtem Atemgeräusch oder eine umschriebene Dämpfung über einer Lunge oder einem Lungenlappen zu finden sind. Die Eltern sind gezielt nach der Möglichkeit einer eventuellen Aspiration zu befragen.

Entscheidend für die Klärung vieler bronchopulmonalen Erkrankungen ist die *Röntgenuntersuchung des Thorax*. Sie ist indiziert:

a) bei allen Kindern, die klinische Verdachtszeichen auf eine Pneumonie oder Pleuritis bieten oder einen anderen auffälligen physikalischen Befund,

b) bei allen Kindern, die länger als 1–2 Wochen unter einem Infekt der oberen Luftwege fiebern,

c) zum Ausschluß einer Pneumonie auch bei Kindern, die ohne erkennbare Ursache 1 Woche und länger fiebern und keine Hinweiszeichen auf einen bronchopulmonalen Prozeß haben,

d) bei Kindern, die anhaltend – länger als 2 bis höchstens 4 Wochen – husten, ohne zu fiebern.

Für die Bewertung der röntgenologischen Lungenveränderungen gibt die Aufstellung im Anhang zu diesem Kapitel (S. 65–69) eine Hilfe.

Die Bestimmung der *Blutsenkungsgeschwindigkeit, Leukozytenzahl* und das *Differentialblutbild* sind wichtig bei der Klärung der Frage, ob ein ernsthafter bakteriell-entzündlicher Prozeß oder nur ein Virusinfekt der oberen Luftwege vorliegt. Eine hohe BSG, Leukozytose und Linksverschiebung sprechen für eine bakterielle Superinfektion. Eine Leukozytose (über 15000 Leukozyten, vorwiegend Lymphozyten) gilt als beweisend für eine Keuchhustenerkrankung, fehlt aber nicht selten gerade bei jüngeren Säuglingen und bei geimpften Kindern mit klinisch abortivem Verlauf.

Für weitere Untersuchungen ist bei akuten Atemwegserkrankungen nur selten die Notwendigkeit gegeben.

Eine *ätiologische Klärung* kann durch eine *Virusdiagnostik* versucht werden, deren Ergebnisse aber meist erst nach Abschluß der Behandlung erhalten werden und darum vorwiegend von epidemiologischem Interesse sind.

Da – wie erwähnt – bei Kindern nur selten Auswurf zu erhalten ist, bleibt als Untersuchungsmaterial für *bakteriologische Untersuchungen* nur das durch Pleurapunktion gewonnene Exsudat bei Pleuritis und Pleuraempyem. Eine Bronchoskopie nur zur Gewinnung von Bronchialsekret für gezielte bakteriologische (und evtl. mykologische) Analysen ist nur in besonderen Fällen angezeigt.

Bei Verdacht auf tuberkulöse Veränderungen wird mehrfach der Magensaft für die Suche nach Tuberkelbakterien entnommen, da hier die säurefesten Erreger aus verschlucktem Sekret am ehesten zu finden sind.

Fremdkörper
Eine Indikation zur *Bronchoskopie zum Ausschluß einer Fremdkörperaspiration* ist gegeben:
a) Bei Hinweisen der Eltern auf den akuten Beginn einer respiratorischen Symptomatik (heftiger Husten, Atemnot mit Zyanose, keuchende oder stridoröse Atmung) nach dem Genuß von Nüssen jeder Art oder beim Spiel mit Perlen und anderen kleinen Gegenständen.
Beachte: Auch ein normaler klinischer Befund, eine normale Röntgenübersichtsaufnahme und ein normaler Durchleuchtungsbefund schließen bei einer solchen verdächtigen Anamnese einen Fremdkörper nicht mit Sicherheit aus.
b) Bei verdächtigen klinischen Befunden (s. S. 59).
c) Bei für eine Fremdkörperaspiration verdächtigen oder beweisenden Röntgenbefunden:
– schattengebender Fremdkörper (aus Metall oder Knochen) in den Bronchien (Sitz des Fremdkörpers im Ösophagus durch seitliche Aufnahme ausschließen!);
– fremdkörperverdächtige zarte Verschattung im „Luftbronchogramm" von Trachea und Bronchien vor dem Hintergrund des Mediastinums;
– umschriebenes segmentales, lobäres oder halbseitiges Lungenemphysem durch eine Ventilstenose;
– umschriebene Atelektasen oder atelektatische Pneumonien.

Chronische Bronchitis
Bei *rezidivierenden oder chronischen bronchopulmonalen Erkrankungen* – entsprechend der auf S. 53 genannten Definition der „chronischen Bronchitis" – sind vor allem eine (heute bei Kindern sehr seltene) Lungentuberkulose, eine Mukoviszidose, Immundefekte, chronische Fremdkörper oder Fehlbildungen des Tracheobronchialbaumes sowie allergische Vorgänge auszuschließen.

Untersuchungsgang bei chronischer oder rezidivierender Bronchitis

Anamnese:
Familiäre Belastung, Infektionsquellen (Tuberkulose), Vorkrankheiten: Masern, Keuchhusten, Pneumonien, Bronchitiden? (wann, wie oft, wie lange dauernd, in bestimmter Jahreszeit, welche Behandlung?)
Symptome: Husten, Auswurf, Fieber, Atemnot, Belastungs- oder Ruhedyspnoe, häufiger Schnupfen, Schnarchen, Schlafen mit offenem Mund, zeitweilige Schwerhörigkeit (= Zeichen einer Rachenmandelhyperplasie), rezidivierende Durchfälle oder chronische Verdauungsstörungen (Mukoviszidose),
Allergene in der Umwelt: feuchte, schimmlige Wohnung, Bettfedern, Haustiere

Klinik:
Inspektion, Perkussion, Palpation.
HNO-Untersuchung: Suche nach einer *Rachenmandelhyperplasie* durch vordere und/oder hintere Rhinoskopie oder – falls das nicht gelingt – Palpation des Nasen-Rachen-Raumes. Für eine vergrößerte Rachenmandel sprechen auch perlschnurartig vergrößerte Lymphknoten beiderseits am Hinterrand des M. sternocleidomastoideus. Röntgenologisch ist der Nachweis der Adenoide durch eine seitliche Schädelaufnahme möglich.
Eine *Sinusitis maxillaris,* für die klinisch Druckschmerzen über den Nebenhöhlen und eine Schleimstraße in der Nase sprechen, ist nur röntgenologisch auszuschließen.
Röntgen-Thorax: (s. S. 65).
Laboruntersuchungen:
BSG, Blutbild, Urin.
Elektrophorese und Immunodiffusion (*Mancini*) zum Ausschluß eines humoralen Immundefektes;
Schweißelektrolytbestimmung nach Pilokarpin-Jontophorese zum Ausschluß einer Mukoviszidose;
pO_2-Messung;
Säure-Basen-Status (*Astrup*).
Weitere Zusatzuntersuchungen:
EKG zum Ausschluß eines Cor pulmonale;
Tuberkulintestung – zum Ausschluß einer Tuberkulose;
Magensaft (Suche nach Tuberkelbakterien);

Allergen-Intrakutanteste;
Inhalative Allergentestung (bei Verdacht auf klinisch aktuelle Sensibilisierung);
Lungenfunktionsdiagnostik (Spirometrie erst vom Schulalter ab möglich);
Lungenszintigraphie;
Pulmonalisangiographie;
Lymphknotenbiopsie;
Mediastinoskopie;
diagnostische Thorakotomie
und Lungenbiopsie.

} nur bei besonderen Fragestellungen

Eine *Indikation zur kombinierten bronchologischen Untersuchung* (Bronchoskopie mit anschließender Bronchographie, einschließlich bakteriologischer Untersuchung des Bronchialsekretes) ist gegeben:

a) bei Kindern mit rezidivierenden Pneumonien, die vor allem dann, wenn sie mehrfach an derselben Stelle auftreten, den dringenden Verdacht auf eine Lungenfehlbildung, einen unerkannten Fremdkörper oder Bronchiektasen ergeben;

b) bei Kindern mit verzögerter Lösung einer Pneumonie, wenn trotz adäquater antibiotischer Therapie innerhalb von 4 bis 6 Wochen keine klinische oder röntgenologische Ausheilung erfolgt;

c) bei Kindern mit auffälligen Befunden in der Thoraxübersichtsaufnahme: Atelektasen, unklare Verschattungen, zystische Aufhellungen, verstärkte Streifenzeichnung mit Doppelkonturen, oft nur diskrete Überblähung eines Lungenabschnittes;

d) bei Kindern mit rezidivierenden einfachen oder spastischen Bronchitiden, wenn diese therapieresistent sind, mehr als 2mal jährlich und mit mehr als 2 Wochen Dauer auftreten und nicht durch einen humoralen oder zellulären Immundefekt bedingt sind;

e) bei Kindern mit einem über 2–3 Monate konstant nachweisbaren pathologischen Auskultationsbefund und Husten („chronische Bronchitis" im engeren Sinne);

f) bei Kindern mit Verdacht auf eine Lungen- oder Hiluslymphknotentuberkulose;

g) unter bestimmten Voraussetzungen bei Kindern mit Mukoviszidose.

Atemnotsyndrom Neugeborener

Es ist als Oberbegriff für sämtliche Atemstörungen der ersten Lebensstunden definiert.

Ursachen:

An erster Stelle stehen:
Fruchtwasseraspiration,
hyaline Membranen,
Pneumothorax,
konnatale Pneumonie.
Dazu kommen viele weitere Möglichkeiten von angeborenen Fehlbildungen der Atemwege (vgl. S. 56).

Symptome:

Zyanose,
Atemfrequenz über 60/min,
epigastrische und interkostale Einziehungen,

	2 Punkte	1 Punkt	0 Punkte
Atmung	normales kräftiges Schreien	langsam und regelmäßig	nicht nachweisbar
Herzfrequenz	100–140/min	unter 100/min	nicht nachweisbar
Reflex- empfindlichkeit	Husten, Niesen	Grimassieren	keine Reaktion
Muskeltonus	aktive Bewegungen	herabgesetzt	schlaff
Hautfarbe	rosig	Körper rosig, Extremitäten zyanotisch	weiß oder zyanotisch

Summe der Punkte
für alle 5 Merkmale:

Tabelle 7:
APGAR-Schema

Bewertung:
8–10 Punkte = guter Allgemeinzustand;
6–7 Punkte = beeinträchtigter Zustand;
4–5 Punkte = schwere Asphyxie;
0–3 Punkte = schwerste Asphyxie.

exspiratorisches Stöhnen („Knorksen"),
Azidose.
Besonders häufig betroffen sind Frühgeborene, Kinder von
Frauen mit Diabetes oder mit EPH-Gestose.

Diagnostik:
a) Beurteilung des klinischen Zustandes nach dem APGAR-
Schema, Tabelle 7 (1, 3 und 5 min nach der Geburt):
b) Blutgasanalyse (*Astrup*),
c) Röntgenthorax.

2.3.1. Röntgendiagnostik der Lunge

Im Rahmen der Differentialdiagnose broncho-pulmonaler Erkrankungen kommt der Röntgenübersichtsaufnahme eine besondere Rolle zu.
Um optimal auswertbare Röntgenaufnahmen bei Kindern zu
erhalten, sollten die Standardisierungsempfehlungen der Arbeitsgemeinschaft Kinderradiologie beachtet werden.
Durch die Röntgenuntersuchung ist jedoch nur eine röntgen-
morphologische und lokalisatorische Beurteilung möglich, zur
Ätiologie der röntgenologisch nachgewiesenen Veränderungen
ist keine eindeutige Aussage möglich.

Nach ihrer Häufigkeit steht jedoch im Kindesalter die
unspezifisch entzündliche Ätiologie
dieser Röntgenbefunde ganz im Vordergrund, gefolgt von
Restbefunden nach solchen entzündlichen Prozessen.

Es folgen in der Häufigkeit als Ursachen der Röntgenbefunde:
Fehlbildungen,
Traumafolgen,
gut- oder bösartige *Tumoren,*
tuberkulöse Veränderungen.

In der Abb. 5 sind in schematischer Darstellung die wichtigsten
Röntgenbefunde zusammengetragen worden. Entsprechend dieser Gliederung sollen im Folgenden als Hilfe für die Deutung
solcher Befunde – jeweils geordnet nach der Häufigkeit ihres
Vorkommens – tabellarisch die in Frage kommenden Erkrankungen aufgeführt werden.

Abb. 5:
Schematische Darstellung
typischer Thorax-Röntgenbefunde

1. intrapulmonaler Rundherd
2. multiple Rundherde
3. umschriebene Infiltration
4. Verschattung von Lungenlappen
5. intrapulmonale Hohlräume
6. Hilusvergrößerung

7. perihiläre Verschattungen
8. fleckig-streifige Lungenzeichnung
9. intrapulmonale Verkalkungen
10. streifenförmige
    Verschattungen
11. Pleuraverschattung
12. Pneumothorax und
    Lungenkollaps
13. halbseitige Hypertransparenz
14. halbseitig verminderte
    Lungentransparenz

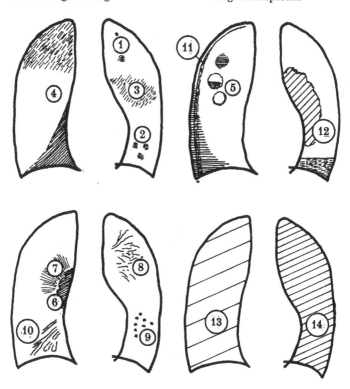

1. *intrapulmonaler Rundherd:*
Lungenabszeß,
infizierte Zyste,
Tumor-Metastase,
benigner oder maligner Tumor,
tuberkulöser Primärherd (meist
mit gleichseitiger Hilusvergrößerung),
arterio-venöse Lungenfistel.

2. *multiple Rundherde:*
Lungenabszesse,
Tumor-Metastasen (am häufigsten
bei Neuroblastomen, Nephro-
blastomen sowie Sarkomen der
Weichteile und Knochen).

3. *umschriebene Verschattungen*
(ohne Lappenbegrenzung):
Bronchopneumonien (weitaus am
häufigsten von allen röntgenologisch nachweisbaren Veränderungen; Herdschatten aller Größen –
meist unregelmäßig begrenzt – sind
möglich, sie konfluieren nicht selten);
Lungenabszesse mit starker Um-
gebungsreaktion (abszedierende
Pneumonie);
chronisch-karnefizierende Pneumonie;
Lungensequestration (nur in den
Unterlappen lokalisiert);
Tumoren;
postprimäre tuberkulöse Infiltrate.
Verwechslungsmöglichkeiten bieten
die – meist rundlichen und hilus-
nahen – vergrößerten Gefäßquer-
schnitte bei Lungenhyperämie (vor
allem bei angeborenen Herzfehlern
mit Links-Rechts-Shunt, vgl.
S. 119).

4. *Verschattung von Lungenlappen*
(oder -segmenten):
Lobär-(Segment-)Pneumonien;
Lappen- (Segment-) Atelektasen

durch: Fremdkörper, Sekretpfrop-
fen, einen Tumor.
Die Abbildung zeigt im Oberlappen
schematisch eine Pneumonie und
im Unterlappen eine Atelektase.
In der Regel ist bei einer Pneumonie die Infiltration weniger dicht
und nicht so scharf begrenzt wie
eine Atelektase, die außerdem zu
einer Volumenverkleinerung des
betroffenen Lungenabschnittes
führt, was bei einer Pneumonie
nicht vorkommt.

5. *intrapulmonale Hohlräume:*
Lungenabszesse (die Abbildung
zeigt die Entwicklung vom flüssig-
keitsgefüllten Hohlraum ohne und
mit Spiegelbildung bis zum gerei-
nigten Hohlraum);
postpneumonische Pneumato-
zelen;
kongenitale Zysten (entero- oder
bronchogen) (multipel = Zystenlunge);
tuberkulöse Kavernen.
Bei Neugeborenen ist differentialdiagnostisch auch eine Zwerchfell
hernie zu erwägen, bei der luftgefüllte Darmschlingen im Thorax
intrapulmonale Hohlräume vor-
täuschen können (Ausschluß durch
Kontrastdarstellung des Magen-
Darm-Kanals.)

6. *ein- oder doppelseitige Hilusver-
größerungen:*
unspezifische Lymphknoten-
reaktion;
Lymphogranulomatose;
Leukose;
Tuberkulose;
Sarkoidose;
Lymphosarkom.

7. *perihiläre Verschattungen:*
„Infekthilus";

Peribronchitis;
Lungenhyperämie bei Links-
Rechts-Shunt;
atypische Pneumonien (Myko-
plasmen);
Kollagenosen;
Sarkoidose.

8. *fleckig-streifige Lungenzeichnung:*
Nach *Lillington* gibt es beim Er-
wachsenen über 100 verschiedene
Ursachen solcher disseminierten
retikulären und miliaren Verände-
rungen, auch bei Kindern können
viele Erkrankungen zu diesen Be-
funden führen, unter anderem
Viruspneumonien,
chronische Bronchitis,
Bronchiektasen,
Mukoviszidose,
Pilzinfektion (vor allem Candida),
interstitielles Lungenödem,
toxallergische Lungenreaktion bei
Cytostatika-Therapie,
Lungenbeteiligung bei Leukose
und Histiozytose X,
interstitielle (Pneumozysten-)
Pneumonie,
Hämosiderose,
Lungenfibrose,
allergische Alveolitis (Farmer- oder
Vogelzüchterlunge),
Bestrahlungsfolgen,
Kollagenosen,
Sarkoidose,
Lymphangitis carcinomatosa,
Miliartuberkulose.
Bei Neugeborenen:
Fruchtwasseraspiration,
Nahrungsaspiration,
pulmonale hyaline Membranen,
Listeriose.

9. *intrapulmonale Verkalkungen*
(selten):
tuberkulöser Primärkomplex (soli-
tär);

nach Varizellen (multipel);
nach Pilzinfektionen (multipel);
Microlithiasis alveolaris (multipel).

10. *streifenförmige Verschattungen:*
Pleuraadhäsionen;
interlobäre Pleurareaktionen;
Plattenatelektasen;
pneumonische Lappenrand-
infiltrationen
(mit Doppelkonturen oder
Aufhellungen) Bronchiektasen.

11. *Pleuraverschattungen:*
Begleiterguß bei Pneumonien;
Pleuritis;
Pleuraempyem;
Pleuraschwarte;
Stauungserguß bei kardialer De-
kompensation;
Hämatothorax;
Chylothorax;

12. *Pneumothorax mit Lungen-
kollaps:*
bei Neugeborenen;
bei abszedierender Pneumonie;
bei Spannungspneumatozelen nach
Pneumonien;
traumatisch (bei Unfällen);
bei asthmatischem oder anderem
Emphysem;
bei Metastasen;
bei Mukoviszidose;
iatrogen – nach Pleura-, Leber-
oder Lungenpunktion.

13. *Halbseitige Hypertransparenz*
(oder lobäre bzw. segmentale ver-
mehrte Strahlendurchlässigkeit):
Ventilstenose durch Fremdkörper
oder durch einen Sekretpfropf;
kongenitales Emphysem;
Riesenzysten;
Zystenlunge;
Pneumothorax;
Hypoplasie der A. pulmonalis.

68

14. *Halbseitig verminderte Lungen-transparenz:*
Pneumonie;
Pleuraerguß, ausgedehnt;
Atelektasen einer ganzen Lunge;
Tumor, ausgedehnt;
Lungen-Hypoplasie;
Lungen-Agenesie;
Agenesie der A. pulmonalis.

15. *Mittelschattenverbreiterung*
(nicht in der Abbildung gezeigt):
Thymushyperplasie;
Pneumomediastinum (mit Auf-hellung!);
Mediastinaltumor;
Lymphogranulomatose;
Zysten;
Gefäßanomalien;
Lymphknoten-Tuberkulose.

2.4. Erbrechen

Einmalig oder rezidivierend auftretendes Erbrechen ist eines der häufigsten Krankheitssymptome bei Kindern, es ist viel-deutig und kann daher differentialdiagnostisch erhebliche Schwierigkeiten bereiten.

Definition: Das Erbrechen ist eine durch krampfartige Retro-peristaltik bewirkte Entleerung von Magen-Darm-Inhalt (Nah-rung oder Sekrete) durch Mund und/oder Nase.

Die Auslösung des Erbrechens erfolgt durch lokale Veränderun-gen im Magen-Darm-Trakt oder durch Reizung des in der Me-dulla oblongata in der Nähe des Atemzentrums gelegenen Brechzentrums.

Hier greifen auch die früher häufig verwandten Emetika Apomorphin, Brechweinstein und Ipekakuanha an, die heute anstelle einer Magen-spülung zur Therapie von Vergif-tungen wieder im Gespräch sind.

Ein bei Säuglingen noch ungenügend ausgebildeter Verschluß-mechanismus am *His*schen Winkel der Kardia (stärkere Quer-lage des Magens) führt dazu, daß es in diesem Alter wesentlich häufiger als später zum Erbrechen kommt.

Erbrechen ist jedoch im gesamten Kindesalter wesentlich häu-figer als bei Erwachsenen, muß aber – in mäßigem Umfang auftretend – vor allem bei Säuglingen nicht immer für bedeu-tungsvoll angesehen werden.

Die krankhafte Bedeutung des Erbrechens wird bestimmt durch die zugrunde liegende Erkrankung einerseits – beispielsweise eine Meningitis – und durch die Schwere (Stärke und Häufig-keit) des Erbrechens und seiner Folgen andererseits.

Folgen des Erbrechens

Aspiration unterschiedlicher Schweregrade bis zur akuten Erstickung oder Entstehung einer Aspirations-(Herd-) Pneumonie. *Wasserverlust*, Exsikkose, hypertone Dehydratation, bei stärkerem Ausmaß mit Kreislauf- und zentralnervösen Erscheinungen bis zum vollständigen Bewußtseinsverlust (Toxikose) infolge Zirkulationsstörungen durch Bluteindickung und Verminderung des intrazellulären Wassergehaltes.

Säure-Basen-Störungen, und zwar entweder durch Verlust von Chlor- und Wasserstoffionen als *hypochlorämische Alkalose* oder durch ungenügende Kohlenhydrataufnahme und vermehrten Fettabbau mit erhöhter Bildung von Ketonkörpern, woraus Azetonämie, Azetonurie und *Azidose* resultieren.

Dieser letztgenannte Mechanismus liegt dem im Kindesalter häufig diagnostizierten „azetonämischen Erbrechen" zugrunde. Dabei müssen wir ein – sehr seltenes – „primär azetonämisches Erbrechen" (Azetonämie unbekannter Genese – primäre Stoffwechselstörung als Ursache für die Auslösung des Erbrechens) von der viel häufigeren Form des „sekundär azetonämischen Erbrechens" unterscheiden, einer gleichförmigen Stoffwechselantwort auf ganz verschieden induzierte Brechakte. Das azetonämische Erbrechen verläuft oft ohne jede Nausea. Es liegt dabei ein Circulus vitiosus vor, indem durch die Azetonämie die Brechneigung erhöht wird und dadurch verstärktes Erbrechen eine wiederum verstärkte Ketonkörperbildung auslöst. Durch frühzeitige entsprechende Behandlung (orale oder parenterale Gabe von Glukose- und Elektrolytlösungen sowie zusätzlich Antiemetika wie „Marophen"® oder andere Phenothiazin-Präparate) kann dieser Mechanismus durchbrochen und oft eine rasche Wiederherstellung der kranken Kinder erreicht werden.

Schweregrad des Erbrechens:

Als Ergebnis der Intensität und Häufigkeit des Erbrechens können unterschieden werden:
a) *Leichtes Erbrechen:* kein Wasserverlust, keine Bewußtseinsstörung und (bei rezidivierendem oder länger anhaltendem Erbrechen) keine Gewichtsverluste, keine Azetonurie, keine Störungen des Säure-Basen-Haushaltes (Basenexzeß $< \pm 2{,}5$).

70

b) *Mittelschweres Erbrechen:* nur geringer Turgorverlust, keine Bewußtseinsstörung, mäßige Azetonurie (+ bis + +), nur mäßige Azidose oder Alkalose (Basenexzeß zwischen ± 2,5 und $< \pm 10$).

c) *Starkes Erbrechen:* starker Turgorverlust, Bewußtseinsstörungen vorhanden, starke Azetonurie, starke Azidose oder Alkalose (Basenexzeß ≥ 10).

Therapeutische Hinweise:

Leichte Formen des Erbrechens können – falls keine bedrohlichen Ursachen (etwa Meningitis oder Appendizitis) vorliegen – ambulant weiter behandelt werden. Auch bei *mittelschwerem Erbrechen* kann der Erfahrene oft noch durch eine einmalige Stoßinfusion und einmalige Injektion von ,,Marophen''® schlagartige Besserungen erreichen und die Klinikaufnahme umgehen. Kinder mit
starkem Erbrechen gehören auf jeden Fall in die Klinik und benötigen die gezielte Korrektur von Säure-Basen- und Elektrolytstoffwechselstörungen durch eine Dauertropfinfusion.

Ursachen (nach *Nitsch*):

a) Reizung des Brechzentrums durch Infektionen;
b) Erkrankungen und Anomalien der Speiseröhre, des Magens, der Harn- und Geschlechtsorgane;
c) zerebrale Erkrankungen;
d) Vergiftungen und Arzneimittel;
e) Stoffwechselerkrankungen;
f) nicht faßbare organische oder psychische Krankheiten.

Dabei bestehen charakteristische Unterschiede bezüglich der in Frage kommenden einzelnen Erkrankungen zwischen Neugeborenen und älteren Kindern.

Erkrankungen, die zum *Erbrechen bei Neugeborenen* führen:

ad a):
(Nabel-)Sepsis,
Peritonitis,
Meningitis purulenta,
Staphylokokken-Pneumonie.

ad b):
Oesophagusatresie,
Pylorusatresie,
Zwerchfellhernie,
Duodenalatresie(-Stenose),
Dünndarmatresie(-Stenose),
Rotationsanomalien des Darmes,
Mekonium-Ileus (Mukoviszidose-
Erstmanifestation),
Megacolon congenitum,
Analatresie,
Nieren- oder Harnwegs-
fehlbildungen.

ad c):
Geburtstraumatische Hirnschädigung,
Hirnblutung,
Kernikterus (Morbus haemolyticus
neonatorum oder Hyperbilirubinämie).

ad d):
Alle verabfolgten Medikamente in
normaler oder Überdosierung.

ad e):
Phenylketonurie,
adrenogenitales Salzverlust-
syndrom,
Galaktosämie,
Laktose-Intoleranz
Fruktose-Intoleranz.

*Beachte: Beim blutigen Erbrechen Neugeborener handelt es sich
meist um unter der Geburt verschlucktes mütterliches Blut und nur
selten um Zeichen einer Melaena (= Morbus haemorrhagicus neonatorum, eine Vitamin-K-abhängige passagere Gerinnungsstörung)
oder von Ulzera im Oesophagus, Magen oder Darm.*

Erkrankungen, die zum *Erbrechen jenseits der Neugeborenenzeit*
führen können:

ad a):
initiales Erbrechen bei Infektions-
krankheiten (Scharlach!),
Meningitis purulenta,
Meningitis serosa,
Meningitis tuberculosa,
Enzephalitis,
Myokarditis,
Otitis media,
Infekt der oberen Luftwege,
Keuchhusten,
Pneumonie,
infektiöse Enteritis
Appendizitis,
Peritonitis,
Hepatitis infectiosa,
Pankreatitis,

Pyelonephritis,
Hodentorsion,
Ovarialtorsion.

ad b):
spastisch-hypertrophe Pylorus-
stenose,
Kardiainsuffizienz,
Hiatushernie,
Gastritis,
Ulcus ventriculi,
Ulcus duodeni,
mechanischer Ileus,
paralytischer Ileus,
Volvulus,
Invagination,
inkarzerierte Hernien,
Megacolon congenitum,

verschluckte Fremdkörper,
Milzruptur

ad c):
Hirntumor,
Subduralblutung,
Subduralerguß,
Commotio cerebri,
Insolation,
zerebrale Anfallsleiden,
Hydrozephalus,
Migräne,
nach Liquorentnahmen.

ad d):
Vergiftungen der unterschiedlichsten Art,
sehr viele Medikamente in normaler oder Überdosis.

ad e):
adrenogenitales Syndrom,
Fruktose-Intoleranz,
urämisches Koma,
diabetisches Koma,
hepatisches Koma,
azetonämisches Erbrechen.

ad f):
habituelles Erbrechen,
Rumination,
Trotzreaktionen,
Anorexia nervosa (Pubertätsmagersucht),
psychisch ausgelöstes Erbrechen,
Kinetosen (Reisekrankheiten).

Beachte: Blutiges Erbrechen jenseits der Neugeborenenzeit ist am häufigsten durch eine der folgenden Ursachen bedingt: verschlucktes Blut (aus der Nase, aus Zahnfleischblutungen, nach Zahnextraktionen, Adenotomien und Tonsillektomien), Oesophagusvarizen (bei Leberzirrhose oder Pfortader- bzw. Milzvenenthrombose), Hiatushernien, hämorrhagischer Oesophagitis, Ulcus ventriculi, Ulcus duodeni.

Untersuchungsgang

Die möglichst sorgfältige Erhebung der Anamnese und eine gründliche klinische Untersuchung gestatten es meist, aus dieser Vielzahl von Erkrankungen die jeweils zutreffende herauszufinden.

Anamnese:
Familiäre Erkrankungen, Verlauf von Schwangerschaft und Geburt, Infektionskrankheiten in der Umgebung,
Seit wann erfolgte das Erbrechen?
Wie oft täglich erbrach das Kind?
Wie stark ist das Erbrechen (geringes Spucken oder annehmbar vollständige Magenentleerung)?

War das Erbrechen spastisch (Erbrechen im weiten Bogen im Strahl) oder schlaff (Herauslaufen der Nahrung am Mundwinkel)?

Wie war die Gewichtszunahme des Kindes seit dem Beginn des Erbrechens (Vergleich mit früheren Wägungen wichtig!), hat es weiter zugenommen oder wurden ein Gewichtsstillstand oder sogar eine Gewichtsabnahme (um wieviel in welcher Zeit) registriert?

Bestehen Beziehungen zur Nahrungsaufnahme? (Nüchternerbrechen auf Hirndrucksteigerung durch Tumor verdächtig, Erbrechen nach der Nahrungsaufnahme spricht für Ursache im Magen-Darm-Trakt).

Wie oft hat das Kind Stuhl entleert? In ausreichender Menge? Stuhlkonsistenz verändert? (Pseudoobstipation)

Mußte das Kind oft Wasserlassen? Hat es über irgendwelche (Kopf-, Hals- oder Leib-) Schmerzen geklagt?

Wie ist das Bewußtsein des Kindes? Hat es Fieber? Traten Krämpfe oder andere ernsthafte Erscheinungen auf? Nahm das Kind in letzter Zeit irgendwelche Medikamente ein? Sind Hinweise für eine Vergiftung gegeben?

Klinische Untersuchung:

Körpertemperatur, Körpergewicht und Körperlänge, meningitische Zeichen (vgl. S. 17), Zeichen des Wasserverlustes (halonierte Augen, eingefallene große Fontanelle, trockene Zunge, Turgorverlust an der Bauchhaut)? Entwicklung der Fettpolster.

Hinweise auf eine Otitis media? (Trommelfell spiegeln!) Besteht eine Pharyngitis oder Angina? Riecht die Atemluft nach Azeton?

Sind pneumonische Zeichen vorhanden? Wie ist die Atmung (flach oder tief, langsam oder beschleunigt, mit oder ohne Einziehungen, thorakal oder abdominal)?

Abdomen aufgetrieben oder eingefallen? (Bei Dünndarmstenosen ist es typisch, daß der Oberbauch vorgewölbt und der Unterbauch eingefallen ist.) Sichtbare Peristaltik (nach Teemahlzeit)? Verstärkte Venenzeichnung? Bauchdecken weich oder gespannt? Abwehrspannung? Druckschmerz? Tastbare Resistenzen? Milz- oder Lebervergrößerung (vgl. S. 138)? Bruchpforten frei? Eingeklemmte Hernien tastbar? Skrotum weich? Hoden normal tastbar?

Durch Anamnese und klinischen Befund müssen drei Fragen beantwortet werden:
a) Wie ist der Allgemeinzustand des Kindes?
– Es besteht Lebensgefahr: Notfalltherapie einleiten und sofortigen Transport in die Klinik veranlassen.
– Das Kind ist ernsthaft krank: Klinikeinweisung zur weiteren Diagnostik und Therapie.
– Der Allgemeinzustand des Kindes ist nicht beeinträchtigt.
b) Bestehen irgendwelche Hinweise auf eine ernsthafte Allgemeinkrankheit? Sind
– eine operationspflichtige Fehlbildung des Neugeborenen,
– eine beginnende Infektionskrankheit,
    ein zerebraler Prozeß, insbesondere eine Meningitis,
– ein akutes Abdomen,
– eine Stoffwechselstörung
anzunehmen oder auch nur möglich?

Wenn diese Frage bejaht wird, sind unbedingt weitere Untersuchungen zu Ausschluß dieser Verdachtsdiagnosen notwendig.
c) Ist das Erbrechen hinreichend durch die Annahme einer banalen Ursache erklärt?
Beim Bejahen dieser Frage kann – zunächst – auf eine weitere Diagnostik verzichtet und eine entsprechende konservative Therapie begonnen werden. Kurzfristige Kontrolluntersuchungen des kranken Kindes sind trotzdem zu empfehlen.
Wenn kein Fieber, kein Wasser- oder Gewichtsverlust und keine Bewußtseinsstörung vorliegen, ist eine lebensbedrohliche Situation nicht gegeben.
Beachte: Beim Zusammentreffen von Erbrechen und Fieber und/oder Krämpfen (vgl. S. 154) und/oder Bewußtlosigkeit (vgl. S. 143) ist stets eine Klinikeinweisung zur dringlichen Diagnostik und Therapie nötig.

Bei *Neugeborenen* müssen vor allem eine Sepsis oder Meningitis einerseits und angeborene Fehlbildungen andererseits ausgeschlossen werden.
Beachte: Erbrechen schaumigen Speichels beim Neugeborenen vor der ersten Nahrungsaufnahme ist dringend verdächtig auf eine angeborene Oesophagusatresie. Dieser Verdacht muß sofort durch Sondierung des Oesophagus geklärt werden. Ein Kind mit Oesophagusatresie darf keine Nahrung bekommen (Aspirationsgefahr,

Abb. 6:

Schema typischer Röntgen-Übersichtsaufnahmen des Abdomen
(in Anlehnung an *Wolf*)

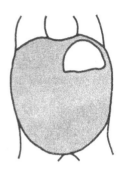 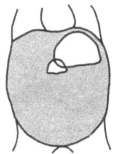 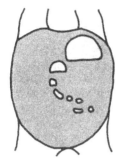

1. Pylorusatresie:
große luftgefüllte
Magenblase, übriges
Abdomen luftleer

2. Duodenalatresie:
große Luftansammlung
im Magen, kleinere
Luftblase im Duo-
denum, übriges
Abdomen luftleer

3. Duodenalstenose:
große Luftansammlung
im Magen, kleinere
Luftblase im Duo-
denum, im übrigen
Abdomen nur wenige
kleine Luftblasen

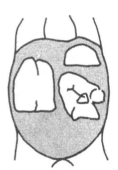 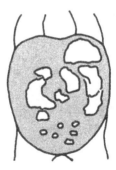 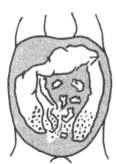

4. Jejunalatresie (hoch-
sitzender Dünndarm-
verschluß): außer der
Magenblase nur zwei
hochgradig geblähte
Darmschlingen mit
Spiegelbildung, übriges
Abdomen luftleer

5. Ileumstenose (tief-
sitzende Dünndarm-
stenose): Magenblase
und oberer Dünndarm
reichlich mit Luft
gefüllt, nur sehr wenig
Luft in den distalen
Darmabschnitten

6. Mekonium-Ileus:
stark geblähte Darm-
schlingen ohne Spiegel-
bildung, grobkörnige
Mekoniumstrukturen

76

(noch Abb. 6)

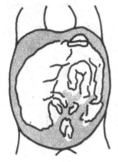 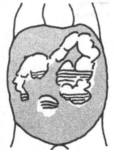 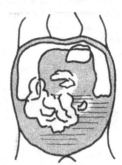

7. *Megacolon congeni-*
tum: hochgradige Luft-
füllung von Dünn-
und Dickdarm bis
zum aganglionären
Segment, wenig Luft
im Rektum

8. *Ileus* (Adhäsions-
ileus): multiple, hoch-
gradig geblähte Dünn-
darmschlingen mit aus-
geprägter Spiegel-
bildung

9. *Pyopneumoperito-*
neum: große Luftsichel
beiderseits unter dem
Zwerchfell, geblähte
Darmschlingen, reich-
lich eitriges Exsudat
in der freien Bauch-
höhle

besonders wenn eine obere Oesophagotrachealfistel vorliegt), son-
dern muß bis zur Operation parenteral ernährt werden.
Das Erbrechen bei Neugeborenen mit angeborenen Verschlüssen im Magen-Darm-Trakt setzt um so früher ein, je höher das
Hindernis gelegen ist (bei Pylorus- und Duodenalverschlüssen
schon am ersten Lebenstage, bei tieferen Darmatresien oder
-stenosen am 2. oder 3. Tage). Beim Erbrechen ohne Galle-
beimengung liegt das Hindernis vor, bei galligem Erbrechen
hinter der Papilla Vateri. Eine Analatresie wird meist beim
ersten Versuch der Fiebermessung entdeckt, das Erbrechen bei
dieser tiefsitzenden Fehlbildung beginnt meist erst nach dem
3. Lebenstage. Außerdem läßt das Ausbleiben der Mekonium-
entleerung innerhalb von 24 Stunden nach der Geburt an eine
tiefsitzende Stenose denken.
Die wichtigste Zusatzuntersuchung zur topographischen Diagnostik bei Verdacht auf angeborene Verschlüsse im Neugeborenenalter ist jedoch die *Röntgenübersichtsaufnahme des Ab-*
domens im Hängen (Abb. 6 und 7).

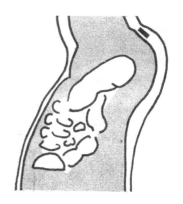

Abb. 7:
Schema eines typischen Röntgen-
bildes bei Analatresie (seitliche Abdomenübersicht in Kopfhängelage,
die Analgrube ist mit einer Münze
markiert)

Normalerweise wird der Magen in
der ersten Lebensstunde, der übrige
Darm innerhalb des ersten Lebens-
tages durch verschluckte Luft gefüllt. Die intenstinale Luftfüllung
ist im ganzen Säuglingsalter reichlich, nur bei starker Exsikkose und
heftigen Durchfällen kann das Abdomen fast luftleer sein.

Bei Neugeborenen mit *angeborenen
Verschlüssen* sind alle Abschnitte
proximal dieser Stelle stark gebläht
und weisen (bei der Aufnahme im
Hängen) Sekretspiegel auf, in den
distalen Abschnitten findet man
bei einer Stenose nur wenig, bei
einer Atresie überhaupt keine Luft.
So ergeben sich typische Bilder
(Abb. 6, Bild 1–5).

Bei einer *Oesophagusatresie* ohne
untere Fistel ist das gesamte Abdomen luftleer, wenn eine untere
Oesophagus-Tracheal-Fistel besteht, gelangt eine normale oder
verminderte Luftmenge in den gesamten Darm.

Bei *Duodenalatresie* ist der Doppel-

spiegel im Magen und dem erwei-
terten oberen Duodenalteil typisch.

Beim *Mekonium-Ileus* (als Früh-
manifestation einer Mukoviszidose)
ist das Mekonium so zäh, daß keine
Spiegel auftreten können, das Mekonium ergibt eine eigentümlich
grobkörnige Struktur der gefüllten
Darmanteile (Abb. 6, Bild 6).

Meist erst nach den ersten Lebens-
wochen macht ein angeborenes
Megakolon, bei dem meist Erbrechen und Obstipation zusammentreffen (ersteres kann auch fehlen), deutliche klinische und röntgenologische Symptome (Abb. 6/
Bild 7).

Die Abdomen-Übersichtsaufnahme
hilft auch bei der Diagnostik eines
akuten Abdomens im späteren Leben, u. a. durch den Nachweis eines
Ileus (Abb. 6, Bild 8) oder der Folgen einer Perforation in die freie
Bauchhöhle (Pyopneumoperito-
neum) (Abb. 6, Bild 9) (vgl. auch
S. 48).

Jenseits der Neugeborenenperiode ist *im ersten Trimenon* (vorwiegend bei Knaben) die *spastisch-hypertrophische Pylorusstenose*

78

eine der wichtigsten Ursachen des Erbrechens. Die typische Symptomtrias besteht aus:
- spastischem Erbrechen,
- sichtbarer Magenperistaltik (besonders nach einer Teemahlzeit)!,
- palpabler walzenförmiger Pylorustumor.

Dazu kommen als Folgeerscheinungen Exsikkose, hypochlorämische Alkalose und Pseudoobstipation.
Diagnostisch muß vor allem ein adrenogenitales Salzverlustsyndrom (sog. „Pseudopylorusstenose") abgegrenzt werden. Dazu helfen nachstehende Charakteristika:

	Pylorusstenose	*Salzverlust-Syndrom*
Erkrankungsbeginn	meist 3. Lebenswoche (selten früher)	meist schon 1. Lebenswoche
Geschlecht	starke Knabenwendigkeit	keine Geschlechtsgebundenheit
Appetit	sehr gut (Heißhunger)	schlecht (Trinkschwäche)
Stühle	seltene Hungerstühle	häufige weiche Stühle
Urinentleerung	Oligurie	Polyurie
Genitale	unauffällig	Mädchen: Klitoris-Hypertrophie Knaben: Skrotum-Hyperpigmentierung
Serum-Elektrolyte	Chlor stärker vermindert als Natrium	Natrium stärker vermindert als Chlor Hyperkaliämie
Harn-Elektrolyte	Chlor vermindert	Chlor vermehrt
Sicherung der Diagnose durch	Röntgen-Kontrastuntersuchung	vermehrte 17-Ketosteroide/Urin

Im *späteren Säuglingsalter* (2.–4. Trimenon), aber auch noch bei Kleinkindern (vorwiegend Knaben) ist die *Invagination* (vgl. S. 49) eine altersgebundene, besonders häufige Ursache von (nicht selten rezidivierenden) heftigen Brechattacken mit kolikartigen Leibschmerzen. Sicherung der Diagnose durch die rektale Untersuchung und Kontrasteinlauf.

Außerdem muß in diesem Alter auch bereits an eine *Appendizitis, eingeklemmte Hernien* oder die anderen *Ileusformen* gedacht werden (vgl. S. 50).

Weitere Zusatzuntersuchungen beim Erbrechen im Kindesalter:

– Röntgen-Kontrastmittel-Untersuchung (Breipassage) zum Nachweis

von Oesophagusstenosen oder -strikturen;

von paraoesophagealen oder Hiatus-Gleit-Hernien;

einer Kardiainsuffizienz mit oesophagealem Reflux;

von Magen-Darm-Ulzera;

zur eindeutigen Klärung des Verdachtes auf eine spastisch-hypertrophische Pylorusstenose;

von Rotationsanomalien des Darmes;

von Schleimhautveränderungen des Darmes.

– Röntgenkontrasteinläufe (Trochoskopie)

klären den Verdacht auf ein idiopathisches oder symptomatisches Megakolon und können bei der Invagination gleichzeitig diagnostisch und therapeutisch (hydrostatische Reposition) wirken.

– Lumbalpunktion bei Meningitis- und Enzephalitisverdacht.

– Serumelektrolyte, Harnstoff und Kreatinin.

– Säure-Basen-Status (*Astrup*).

– Blutzucker.

– Urinanalyse: Eiweiß, Zucker, Sediment, Kammerzählung, Azeton.

2.5. Durchfall und Verstopfung

Die Konsistenz der Stühle und die Häufigkeit ihrer Entleerung sind vom Alter der Kinder und ihrer Ernährung, jenseits des Säuglingsalters auch von nervösen und Umgebungsfaktoren abhängig.

Neugeborene und junge Säuglinge entleeren unter Frauenmilchernährung täglich bis zu 5- oder 6mal oder auch nur aller 3–4 Tage einen relativ dünnbreiigen Stuhl, unter künstlicher Ernährung meist nur bis zu 3mal am Tage deutlich festere, unter Umständen sogar knollige Stühle.

Entgegengesetzte Abweichungen von dieser Norm sind Durchfälle (Dyspepsie oder Diarrhoe) und Verstopfung (Obstipation).
*Beachte: Bei Kindern sind Durchfälle wesentlich häufiger als
Verstopfungen und erfordern auch viel rascheres diagnostisches
und therapeutisches Handeln.*

2.5.1. Durchfälle

Definition: Durchfälle sind gehäufte Stuhlentleerungen, wobei
die Stühle durch vermehrten Wassergehalt eine verminderte
(dünnbreiige bis spritzend wäßrige) Konsistenz aufweisen, außerdem können ihnen Schleim, Fett oder Blut beigemengt sein.

Dabei ist auch der Einfluß der
Ernährung zu beachten. Unter
Frauenmilchernährung sind die
Stühle nicht nur weniger kon-
sistent, sondern auch gelblich oder
grünlich gefärbt, während unter
künstlicher Ernährung die grün-
liche Verfärbung der Stühle als
pathologisch angesehen werden
muß.

Durchfälle sind in vielen Fällen mit Erbrechen kombiniert (vgl.
S. 69) und können wie dieses durch den Wasser-, Elektrolyt- und
Nährstoffverlust rasch zu bedrohlichen Folgeerscheinungen füh-
ren.
Die klassische deutsche Pädiatrie prägte für die *akuten Durch-
fallserkrankungen* den Begriff der „akuten Ernährungsstörung"
(*Czerny*). Nach ihrer Schwere werden 3 Stadien unterschieden,
deren Charakteristika tabellarisch auf S. 82 aufgeführt sind:
Bei dem – glücklicherweise sehr selten gewordenen – Vollbild
der Toxikose zeigen die betroffenen Säuglinge ein eingefallenes
Abdomen, an dem eine aufgehobene Hautfalte stehen bleibt
und nicht verstreicht, sowie tiefliegende Augen, starren Blick
und seltenen Lidschlag, eine vertiefte (azidotische) thorakale
Atmung, eine eingesunkene Fontanelle und angezogene, ge-
beugte Arme (sog. „Fechterhaltung)".
Je jünger ein Säugling ist, um so eher kann er in diesen lebensbedrohlichen Zustand geraten. Das hängt außerdem von der
Zahl der Stühle und ihrem Wassergehalt sowie davon ab, ob
zusätzlich Erbrechen und/oder infektiös-toxische Einwirkungen
hinzu kommen.

	Turgor der Bauchhaut	Azidose	Bewußtsein
Leichte akute Ernährungs- störung: Dyspepsie	normal	normaler Säure- Basen-Status (Basenexzeß: ± 2,5)	nicht beeinträchtigt
Mittelschwere akute Ernäh- rungsstörung: Prätoxikose	leicht bis mäßig vermindert	leichte metabolische Azidose (Basenexzeß: zwischen −2,5 und −10,0)	leichte Bewußtseins- einschränkung
Schwere akute Ernährungs- störung: Toxikose (= alimentäre Intoxikation)	starker Turgor- verlust	starke metabolische Azidose (Basenexzeß: über −10,0)	starke Bewußtseinstrübung oder völliges Koma

Beachte: Kinder mit einer Prätoxikose oder Toxikose bedürfen auf jeden Fall einer dringlichen stationären Behandlung, während bei einer Dyspepsie vom Erfahrenen – unter zunächst täglichen Vor- stellungen – die ambulante Behandlung versucht werden kann.

Akute Durchfallserkrankungen

Ursachen

Ursachen einer akuten Durchfallserkrankung können sein:
a) Darminfektionen,
b) nichtinfektiöse Ursachen.

Im einzelnen sind folgende Erkrankungen möglich:
a) infektiöse Ursachen:
– Dyspepsie-Coli-Infektion,
– Salmonelleninfektion,⎫ häufig mit blutigen Durchfällen
– Shigelleninfektion, ⎭ (= infektiöser Darmkatarrh)
– Staphylokokkeninfektion (nach Antibiotikabehandlung),
– Virusinfektion (Enteroviren).
b) nichtinfektiöse Ursachen:
– verunreinigte oder zersetzte Nahrung,
– Fehlernährung,

– Infektionen außerhalb des Magen-Darm-Traktes (z.B. bei Otitis media oder Pneumonie, sog. „parenterale" Dyspepsie),
– Kuhmilchallergie,
– Medikamente,
– Vergiftungen,
– rascher Wechsel von natürlicher zu künstlicher Ernährung (sog. „Abstilldyspepsie").

Untersuchungsgang

Anamnese:
Durchfälle seit wann, wie oft und wie stark?
Schleim- oder Blutbeimengung, Stuhlfarbe,
weitere Symptome: Erbrechen, Fieber, Schmerzen,
welche Ernährung erfolgte bisher?
Wurden Medikamente gegeben?

Klinische Untersuchung:
– Einschätzung des Bewußtseinszustandes,
– Prüfung des Turgors der Bauchhaut,
– Sind weitere Zeichen des Turgorverlustes vorhanden?
– Untersuchung von Ohren, Nase, Rachen, Lunge: ist Anhalt für entzündliche Veränderungen gegeben?
– Abdomen: eingefallen, umschriebene Auftreibungen, tastbare Resistenzen, Abwehrspannung, Druckschmerz (an Appendizitis denken!),
– Rektale Untersuchung: Invaginationstumor, Anhalt für einen entzündlichen Prozeß, Blut am Finger,
– neurologische Untersuchung.

Laboruntersuchungen:
Bakteriologische Stuhluntersuchungen (mehrfach!),
Säure-Basen-Status (*Astrup*),
Serumelektrolyte,
Urin: Eiweiß, Sediment, Kammerzählung, Keimzahlbestimmung.

Röntgenuntersuchungen: Nur bei besonderen Fragestellungen.

Rezidivierende Durchfälle

Sie führen in der Regel durch Gedeihstörung zu deutlichem Untergewicht (vgl. S. 195).

Ursachen
- rezidivierende Infektionen (dieselben oder andere Erreger),
- Coeliakie (*Heubner-Herter*sche Erkrankung) durch Gliadinintoleranz,
- Mukoviszidose (meist zusammen mit gleichzeitiger pulmonaler Symptomatik: rezidivierende Bronchitiden oder Pneumonien),
- Colitis ulcerosa,
- Kohlenhydratintoleranz,
- Fettintoleranz,
- Darmparasiten,
- Neuropathie.

In funktioneller Sicht kann dabei entweder eine *Maldigestion* (ungenügende Vorverdauung im Darmlumen) vorliegen, z.B.
- exokrine Pankreasinsuffizienz (z.B. Mukoviszidose),
- Mangel an konjugierten Gallensäuren (z.B. Gallengangsatresie),
- verkürzte Vorverdauung (z.B. nach ausgedehnter Darmresektion) oder eine *Malabsorption* (Funktionsstörung der Darmwand), z.B.
- angeborene Resorptionsdefekte (z.B. Disaccharidasemangel),
- erworbene Mukosastörung (z.B. Zöliakie),
- gestörte Darmdurchblutung (z.B. bei Pfortaderhochdruck),
- gestörter Lymphtransport (z.B. angeborene Lymphangiektasie des Darmes).

Unter unseren Bedingungen sind Zöliakie und Mukoviszidose die häufigsten Ursachen einer zusammenfassend auch als „Malabsorptionssyndrom" bezeichneten chronischen Verdauungsinsuffizienz bei Säuglingen und Kleinkindern.

Im äußeren Aspekt sehen sich die Kinder mit diesen beiden Erkrankungen oft täuschend ähnlich. Im Gegensatz zur allgemeinen Abmagerung mit dünnen Armen und Beinen steht der geblähte dicke Bauch.

Diagnostik
Die Tabelle 8 zeigt die wichtigsten Unterscheidungsmerkmale zwischen diesen Krankheiten.

Tabelle 8: Differentialdiagnose zwischen Mukoviszidose und Zöliakie

	Mukoviszidose	*Zöliakie*
Erkrankungsbeginn	frühes Säuglingsalter	meist 2. Lebenshalbjahr
Appetit	gut (Heißhunger)	bei Beginn der Erkrankung gut, danach schlecht
Stimmung	wechselnd	dauernd schlecht
Infekte der Atemwege	meist rezidivierend	selten
Stühle	zahlreich, massig, fettglänzend, übelriechend	wechselnd, massig, schaumig, säuerlich riechend
Schweiß-Elektrolytgehalt	erhöht	normal
Dünndarmschleimhaut (Biopsie)	unverändert	Zottenatrophie
Gliadin- (Gluten-) Antikörper	fehlen	meist nachweisbar
Hämoglobinwert	normal oder leicht erniedrigt	ausgeprägte Anämie
Serum-Eisen	normal	stark erniedrigt
Serum-Eiweiß	meist normal	meist stark vermindert

Der Nachweis erhöhter Schweißelektrolyte (Natrium oder Chlor über 60 mval/l Schweiß) beweist eine *Mukoviszidose* (Schweißgewinnung durch Pilokarpin-Iontophorese).

Der Nachweis einer totalen oder subtotalen Zottenatrophie der Dünndarmmukosa beweist (fast sicher) eine *Zöliakie*.

Eine partielle Zottenatrophie kommt auch bei anderen Intoleranzen vor. In diesem Falle ist eine Kontrolluntersuchung nach 6 Monaten strenger glutenfreier Diät nötig, um die Regenerationsfähigkeit der Dünndarmschleimhaut nach Fortfall der schädigenden Noxe zu beweisen (Materialgewinnung durch orale Dünndarmsaugbiopsie mit Spezialsonde).

Für den Nachweis der seltenen *Kohlehydratintoleranz* (verschiedene Formen der Disaccharid- und Monosaccharidintoleranz) sind entsprechende Ernährungsauslaßversuche und dazu orale Belastungsteste nacheinander mit jedem einzelnen Zucker (parallel dazu Blutzuckertagesprofile, um die Resorptionsquote zu erfassen) notwendig. Auch der direkte Nachweis der verminderten Enzymaktivität in der Dünndarmschleimhaut ist heute möglich.

Rezidivierende Durchfälle mit Blut- und Schleimbeimengung bei älteren Kindern lassen an eine *Colitis ulcerosa* denken, die durch Rektoskopie und Kontrasteinlauf gesichert werden muß.

2.5.2. Verstopfung

Viel zu oft suchen Mütter in Unkenntnis der großen Variationsbreite der normalen Stuhlentleerung den Arzt wegen einer angeblichen „Verstopfung" ihrer Kinder auf. Nach genauer Erhebung der Stuhlanamnese und kurzer Untersuchung der Kinder (keine Dystrophie, kein geblähtes, gespanntes Abdomen, keine Resistenzen im Abdomen, keine Rhagaden oder Fissuren am Anus) können die Mütter meist darüber beruhigt werden, daß keine krankhafte Störung vorliegt.

Bei kurzzeitig aufgetretener, meist alimentär bedingter Stuhlverhaltung genügt meist schon eine Umstellung der Diät (bei Säuglingen Erhöhung des Zuckerzusatzes in der Nahrung, oder Zugabe von Malzextrakt, bei Klein- und Schulkindern ballastreichere Kost: Obst, Gemüse, Vollkornbrot, Sauermilch oder Joghurt), um die Stuhlbeschaffenheit zu normalisieren. Auch Rhagaden oder Fissuren am Analring, die den Defäkationsakt sehr schmerzhaft machen, können reflektorisch eine akute Stuhlverhaltung bewirken, nach entsprechender Lokalbehandlung erfolgt auch wieder eine normale Stuhlentleerung.

Nur eine kleine Gruppe von Kindern weist eine diätetisch nicht zu beherrschende chronische Obstipation auf (oder den Wechsel von Durchfall und Verstopfung).

Klinisch muß dann bei Säuglingen das *Megacolon congenitum* ausgeschlossen werden, bei älteren Kindern die häufigere *chronische Obstipation mit Rektumerweiterung*, während die im Erwachsenenalter häufige spastische Obstipation bei Kindern viel seltener gefunden wird.

Die klinischen Kriterien zeigt die Tabelle 9.

Tabelle 9:
Klinische Differentialdiagnose der kindlichen Obstipation (nach *Harms*)

	Einfache alimentäre und umgebungsabhängige Obstipation	*Megakolon mit langem aganglionärem Segment*	*Chronische Obstipation mit Rektumerweiterung*	*Chronische Obstipation mit rektalen Skybala (spastische O.)*
Erkrankungsbeginn	in jedem Alter (kurzzeitig)	kurz nach der Geburt	allmählich in der späten Säuglingszeit	Klein- oder Schulkindalter
Häufigkeit	häufig	selten	häufig	selten
Gedeihen	gut	oft gestört	gut	gut
Blähung des Abdomens	fehlt	häufig	fehlt	fehlt
Tastbare Skybala	möglich	möglich	möglich	ausgeprägt, im Verlaufe des ganzen Kolons
Bauchschmerzen	gelegentlich	gelegentlich	fehlen	häufig und stark
Stuhldrang	vorhanden	fehlt	vorhanden, selten	vorhanden
Kotschmieren	fehlt	fehlt	häufig	fehlt
Tastbefund im Rektum	leeres Rektum oder wenig harter Stuhl	leeres, sehr enges Rektum	durch reichlich harten oder weichen Stuhl stark erweitertes Rektum *	leeres Rektum oder harte, knollige Skybala

Untersuchungsgang

Anamnese
Seit wann Stuhlverhaltung? Wie oft Stuhlentleerungen? Konsistenz, Stuhldrang vorhanden? Beschwerden bei der Defäka-

tion? Nahrungsanamnese: zuviel Süßigkeiten und Schokolade,
zu wenig Ballaststoffe?
Familiäre Konflikte?

Klinische Untersuchung:
Inspektion und Palpation des Abdomens (Auftreibung, Resistenzen, Skybala), Inspektion des Anus,
Rektale Untersuchung (Ampulle weit oder eng, stuhlgefüllt, erweiterter Hohlraum hinter der Ampulle tastbar).

Zusatzuntersuchungen:
Rektoskopie (entzündliche Schleimhautveränderungen, innere Hämorrhoiden oder Fisteln).

Röntgenuntersuchungen:
Kontrasteinlauf (erweitertes Kolon, Nachweis eines engen Segmentes).

Weitere Differenzierung der chronischen Obstipation (vor einer chirurgischen Therapie) ist heute möglich durch die Elektromanometrie des Sphinkter ani, durch die Defäkographie und Biopsie der Rektumschleimhaut.

2.6.   Blässe

Die Blässe ist ein sehr allgemeines, vieldeutiges und uncharakteristisches Symptom. Gerade die gewöhnlich gute Durchblutung der kindlichen Haut führt dazu, daß eine Abnahme der normalen Hautrötung bei Kindern leichter erkannt wird als oft bei Erwachsenen. Die Haut- und Gesichtsfarbe weist jedoch bereits im Kindesalter erhebliche konstitutionell und durch Umweltfaktoren (Lebensweise, Ernährung, Sonnenbräune) bedingte Unterschiede auf.

Grundsätzlich sind zu unterscheiden:
Umschriebene Blässe (vor allem an den Extremitäten) durch lokale Durchblutungsstörungen: Gefäßspasmus, Embolie, Thrombose.
Generalisierte Blässe von Haut- und Schleimhäuten.

Ursachen einer generalisierten Blässe

Schock oder Kollaps:
orthostatisch,
anaphylaktisch,
hämorrhagisch,
traumatisch,
septisch.

Schwere Allgemeinerkrankungen:
Infektionen (Sepsis, Meningitis, Enzephalitis, Pneumonien),
Vergiftungen (z.B. Adrenalin, Nikotin).

Nierenerkrankungen:
Glomerulonephritis,
Pyelonephritis,
nephrotisches Syndrom.

Anämien.

Untersuchungsgang zur Abklärung generalisierter Blässe:

Anamnese:
Wie ist die normale Hautfarbe des Kindes?
Seit wann besteht die Blässe?
Traten Blutungen auf?
Fieberte das Kind?
Besteht die Möglichkeit einer Vergiftung? (Erste Rauchversuche)
Weitere Symptome?

Pulsfrequenz: Bei Schockzuständen und Infektionen meist stärker erhöht (nur selten vermindert).

Blutdruck:
Vermindert beim Schock oder Kollaps – erhöht bei eklamptischer Urämie und Niereninsuffizienz.

Hämoglobin oder Hämatokrit: erniedrigt = Anämie, s. S. 90.

Urin: Eiweißausscheidung, Sedimentbefund (Hämaturie, Leukozyturie, Zylindrurie).

Blutsenkungsreaktion: Bewertung s. S. 34.

Kreatinin und/oder Harnstoff im Serum: Erhöhung bei Niereninsuffizienz.

Mit Hilfe dieser Untersuchungen gelingt es meist rasch, die Ursachen einer Blässe zu klären und die erforderliche Behandlung einzuleiten. Größere differentialdiagnostische Schwierigkeiten bereitet in der Regel nur die Abklärung einer Anämie.

2.6.1. Anämie

Definition: Die Anämie ist die Verminderung des Hämoglobinbestandes des kindlichen Organismus unter die altersabhängigen Normgrenzen. Sie wird klinisch nur durch die Blässe von Haut und Schleimhäuten erkennbar.

Die Hämatokritbestimmung ist in ihrer Aussage etwa gleichwertig zur Hämoglobinbestimmung, die (aufwendigere) Erythrozytenzählung ist erst bei nachgewiesener Anämie zur weiteren Differenzierung notwendig. Hämoglobinwert und Erythrozytenzahl sind nicht immer gleichsinnig vermindert.

Die große *Altersabhängigkeit* aller hämatologischen Parameter (genaue Tabellen bei *Plenert/Heine*) ist zu beachten. Darum liegt eine Anämie erst dann vor, wenn folgende Grenzwerte unterschritten werden:

Neugeborene	15 g % Hämoglobin	3.–5. Lebens-monat	9 g % Hämoglobin
erste 2 Lebenswochen	14 g % Hämoglobin	2. Lebenshalbjahr	10 g % Hämoglobin
3.–6. Lebenswoche	12 g % Hämoglobin	Kleinkindesalter	10 g % Hämoglobin
7.–9. Lebenswoche	10 g % Hämoglobin	Schulalter	12 g % Hämoglobin

Beachte: Bei akuten Blutungen ist zunächst nur die zirkulierende Blutmenge, nicht aber der Hämoglobingehalt einer Blutprobe vermindert. Solange die Blutung andauert, bleibt die Abnahme des Hämoglobinwertes stets hinter dem Ausmaß des Blutverlustes zurück.

Bei akuten Blutungen muß nach Schockzeichen gefahndet werden, Puls und Blutdruck in kurzen Abständen kontrolliert und die Menge des verloren gegangenen Blutes möglichst genau erfaßt werden.

Bei akuten Blutungen mit Schocksymptomatik soll keine Zeit mit dem Warten auf Untersuchungsergebnisse versäumt, sondern so rasch wie möglich der Kreislauf durch Vollblut (Od-Universal-Blut), Plasma oder Plasmaexpander (Infukoll®) aufgefüllt werden.

Über 3/4 aller kindlichen Anämien sind durch einen Eisenmangel bedingt, der entweder die Folge ungenügender Eisenzufuhr mit der Nahrung (zu wenig Gemüse oder Fleisch), ungenügender Eisenresorption (bei rezidivierenden Durchfällen), vermehrten Eisenbedarfes (durch Bindung an das RHS) bei gehäuften Infekten oder vermehrter Eisenverluste (durch chronische Blutungen) ist. Insgesamt sind mehr als 30 verschiedene Formen einer Anämie im Kindesalter zu erwägen. Die Beachtung der Altersdisposition gibt jedoch bereits wichtige Hinweise für eine Auswahl.

Ursachen

Anämien im Neugeborenenalter
(geordnet nach der ungefähren Häufigkeit ihres Vorkommens):
– Hämolytische Anämie bei Rh-Erythroblastose (Morbus haemolyticus neonatorum).
– Hämolytische Anämie bei AB0-Erythroblastose.
– Anämie bei Sepsis und anderen schweren Neugeboreneninfektionen.
– Anämie durch äußere Blutungen (z.B. Lungen-, Darm-, Nabel- oder Plazentablutungen).
– Anämie durch innere Blutungen (z.B. intrakranielle oder Leberkapselhämatome).
– (okkulte) feto-maternale Blutungen (in den mütterlichen Kreislauf hinein vor der Abnabelung).
– (okkulte) feto-fetale Blutungen (Blutverschiebung zwischen eineiigen Zwillingen = feto-fetale Transfusion).
– toxisch-hämolytische Anämien (u.a. durch Sulfonamide, Anilinfarben oder Naphthalin).
– frühe Manifestation einer hereditären Sphärozytose (= familiäre hämolytische Anämie = Kugelzellenanämie).

Anämien im weiteren Säuglingsalter:
– Frühgeborenenanämien.
– Infektanämien.
– Alimentäre Eisenmangelanämien.
– Anämien bei Malabsorptionssyndrom (Zöliakie u.a.).
– Anämien nach Austauschtransfusionen.
– Hämolytisch-urämisches Syndrom (selten).

– Aplastische Anämien bei Mißbildungssyndromen (*Fanconi*-Syndrom mit Mikrozephalie, Nierenfehlbildungen und Radiushypoplasie oder -aplasie).

Anämien im Kleinkindalter:
– Alimentäre Eisenmangelanämien.
– Infektanämien.
– Erworbene hämolytische Anämien.
– Chronische Blutungsanämien.
– Anämien bei Leukosen.
– Aplastische Anämien (Panmyelopathien).

Anämien im Schulalter:
– Infektanämien.
– Anämien bei Leukosen.
– chronische Blutungsanämien (vor allem bei Magen-Darm-Ulzera).

Untersuchungsgang

Anamnese:
Hinweise für äußere oder innere Blutungen? (vgl. S. 193)
Ungenügendes Eisenangebot in der Nahrung (kein oder zu wenig Gemüse oder Fleisch)?
Ungenügende Eisenresorption (rezidivierende oder chronische Durchfälle, andere Magen-Darm-Erkrankungen)?
Rezidivierende Infekte der Luftwege oder andere entzündliche Prozesse vorangegangen?
Ehemaliges Frühgeborenes (Geburtsgewicht erfragen)?
Familiäres Vorkommen der Anämie?
Begleitsymptome: Ikterus (vgl. S. 106), evtl. schubweise?
Hautblutungen? Schmerzzustände (Leibschmerzen)?
Medikamenteneinnahme (im ganzen letzten Jahr) oder Möglichkeit der Vergiftung?
Seit wann Entwicklung der Blässe beobachtet?

Klinisches Bild:
Das klinische Bild bei Anämien ist vielgestaltig und uncharakteristisch. Außer der Blässe können Apathie, Müdigkeit, Lei-

stungsschwäche, Stimmungslabilität, Infektanfälligkeit, Mundwinkelrhagaden sowie – als Folge des Sauerstoffmangels – Herzklopfen, Herzerweiterung, Tachykardie und Herzgeräusche bei stärkeren Anämien auftreten. Bei Erythroblastose und anderen hämolytischen Anämien kommt ein Ikterus unterschiedlicher Ausprägung hinzu. Bei einigen Anämieformen können Milz und/oder Leber vergrößert sein. Hautblutungen weisen auf eine gleichzeitige thrombozytäre Störung oder eine Koagulopathie hin (vgl. S. 176, 178 und 179).

Hämatologische Untersuchung:
In den meisten Fällen ist bereits unter ambulanten Bedingungen mit einfachen Untersuchungsmethoden eine für praktische Bedürfnisse ausreichende genaue Klärung möglich.

a) Morphologische *Beurteilung des Blutausstriches* (evtl. zum Vergleich Überstreichen des bereits gefärbten Ausstriches mit dem Blut einer gesunden Vergleichsperson):
– Zeichen der hypochromen Anämie (verminderter Farbstoffgehalt der Erythrozyten, Ringbildungen, auffällige Formvarianten: Anisozytose, Poikilozytose).
– Auffällig kleine Erythrozyten ohne zentrale Aufhellung (sog. Kugelzellen bei hereditärer Sphärozytose = familiäre hämolytische Anämie).
– Auffällig große, leicht ovale Erythrozyten (Megalozyten bei den seltenen perniciosa-ähnlichen Anämien).
– Kernhaltige Erythrozytenvorstufen (bei Morbus haemolyticus neonatorum oder anderen schweren hämolytischen Anämien).

b) Gleichzeitige Bestimmung von Hämoglobin und Erythrozytenzahl sowie Berechnung des *durchschnittlichen Hämoglobingehaltes der Einzelerythrozyten* (Hb_E oder MCH = mean corpuscular haemoglobin) nach der Formel

$$Hb_E \text{ (in pg)} = \frac{\text{Hämoglobin in g\% } \times 10}{\text{Erythrozytenzahl in Mill./mm}^3}.$$

Unter Berücksichtigung der altersabhängigen Normwerte ist danach die Einteilung in hypo-, normo- und hyperchrome Anämien möglich:

Alter	Hypochrome Anämie	Normochrome Anämie	Hyperchrome Anämie
Neugeborene	<33 pg	33–38 pg	>38 pg
3 Monate	<28 pg	28–32 pg	>32 pg
6 Monate	<23 pg	23–29 pg	>29 pg
12 Monate	<20 pg	20–27 pg	>27 pg
Kleinkinder	<23 pg	23–29 pg	>29 pg
Schulkinder	< 24 pg	24–31 pg	>31 pg

c) Bestimmung der *Retikulozytenzahl* als Maß der Regenerationsfähigkeit des Knochenmarkes. Auch hier sind die unterschiedlichen altersabhängigen Normwerte zu beachten:

Alter	Obere Normgrenze
Neugeborene	75 $^0/_{00}$
3 Monate	28 $^0/_{00}$
6 Monate	25 $^0/_{00}$
12 Monate	17 $^0/_{00}$
Kleinkinder	18 $^0/_{00}$
Schulkinder	15 $^0/_{00}$

Bei jeder länger bestehenden Anämie muß es bei ausreichender erythropoetischer Aktivität zu einer Überschreitung dieser Normgrenzen kommen, ist dies nicht der Fall, liegt eine hypo- oder aregeneratorische Anämie vor. Besonders hohe Retikulozytenzahlen sind verdächtig auf einen hämolytischen Prozeß.
Unter Berücksichtigung von Hb_E und Retikulozytenzahl ist folgende Gruppenbildung der Anämien möglich:

Einteilung nach dem durchschnittlichen Hämoglobingehalt des Einzel-Erythrozyten

	Hypochrome Anämie	Normochrome Anämie	Hyperchrome Anämie
Retikulozyten nicht erhöht (hypo- oder aregeneratorische Anämie)	alimentäre Eisenmangelanämie Frühgeborenen-Anämie	akute Blutungsanämie aplastische Anämien bei Leukosen bei chronischer Niereninsuffizienz	Perniciosa (Vitamin-B_{12}-Mangel) (bei Kindern sehr selten)
Retikulozyten erhöht	chronische Blutungsanämien	hämolytische Anämien einschl. Erythroblastose	—

Bei den hypochromen Infekt- und Tumoranämien finden sich wechselnde Retikulozytenwerte.

d) Bestimmung des *Serumeisenspiegels*, der *Eisenbindungskapazität* und der *Eisenresorption nach oraler Belastung* – zur Sicherung der klinischen Verdachtsdiagnose einer Eisenmangelanämie *vor* der gezielten oralen oder parenteralen Substitution. Bei hypochromer Anämie mit hohem Serumeisenwert besteht Verdacht auf eine (seltene) sideroachrestische Anämie.

Bei *Neugeborenen* ist eine Eisenmangelanämie unwahrscheinlich, statt der Eisenbestimmung ist durch folgendes Untersuchungsprogramm u. a. besonders nach einem Morbus haemolyticus (Inkompatibilität im Rh- oder im AB0-System) zu fahnden:

Leukozytenzahl,
Differentialblutbild,
BSG,
Thrombozytenzählung,
Normoblastenzählung,
*Heinz*sche Innenkörper (nur bei toxisch-hämolytischen Anämien nachweisbar),
kompletter Blutgruppenstatus bei Mutter und Kind (Nabelschnurblut),
direkter und indirekter *Coombs*-Test,
Immunantikörperbestimmung,
Bilirubinbestimmung,
Hb-F-Bestimmung im mütterlichen Blut (Ausstrichmethode nach *Betke* und *Kleihauer* zum Nachweis der feto-maternalen Transfusion).

Beachte: Bei jeder plötzlichen oder allmählich auftretenden normochromen Anämie im Kindesalter muß auch an das Vorliegen einer malignen Erkrankung, vor allem einer Leukose oder einer Retikulose gedacht werden. Durch die Suche nach einer gleichzeitigen Thrombozytopenie, einer Leukopenie (Granulozytopenie) oder Leukozytose, nach Lymphknoten-, Milz- oder Lebervergrößerung (vgl. S. 131 und 138) sowie durch eine Knochenmarkspunktion muß dieser Verdacht abgeklärt werden.

Weiterhin sind bei älteren Kindern noch folgende Untersuchungen zur Anämiediagnostik vorzuschlagen:

osmotische und mechanische Resistenz der Erythrozyten,
Erythrozytenlebensdauer (Isotopenmarkierung),
Häufigkeitsverteilung der Erythrozytendurchmesser (*Price-Jones*),
Erythrozytenvolumenverteilung (bestimmt mit dem elektronischen Zählgerät),
Stanzbiopsie des Knochenmarkes (bei Verdacht auf aplastische Anämien und Osteomyelofibrosen).

Die verschiedenen von den Eltern als „Ausschlag", „Blüten" oder „Flechten" bezeichneten Hautveränderungen bei Kindern sind häufig die Ursache einer Arztkonsultation.

Durch drei Umstände wird heutzutage die Beurteilung exanthematischer Hautveränderungen bei Kindern zunehmend erschwert:

a) Von den klassischen exanthematischen Kinderkrankheiten sind Pocken und Masern ebenso wie andere Infektionskrankheiten mit Exanthem (Typhus und Lues) durch eine gezielte Impfprophylaxe und/oder weitere antiepidemische Maßnahmen weitgehend bedeutungslos geworden. Das trifft auch für das Serumexanthem mit seinen vielfältigen Erscheinungen zu oder für das Erythema nodosum, das früher typisch für Tuberkuloseerkrankungen war und heute nur noch gelegentlich bei rheumatischen und allergischen Erkrankungen auftritt.

b) An die Stelle dieser relativ leicht erkennbaren Exantheme ist eine Vielzahl anderer Viruserkrankungen mit atypischen Exanthemen getreten. Bei diesen ist es in der Regel nicht mehr möglich, von der Morphe der Hautveränderungen auf den Erreger zu schließen.

Selbst bei einem anscheinend so charakteristischen Krankheitsbild wie den Röteln haben neuere virologische Untersuchungen gezeigt, daß einerseits mehr als die Hälfte aller Infektionen ohne Exanthem verläuft und andererseits verschiedene andere Virusinfektionen das Rötelnexanthem und die Lymphknotenschwellungen täuschend nachahmen können, so unter anderem Coxsackie-A- und -B-Viren, ECHO-, Influenza- und Adenoviren.

Damit ist der diagnostische Wert der Exantheme stark erschüttert worden.

c) Schließlich hat die zunehmende Chemisierung unserer Umwelt dazu geführt, daß nicht nur das Arzneimittelangebot größer wurde und immer rascher neue Medikamente eingeführt worden sind, sondern daß auch viel mehr Haushaltschemikalien und Kosmetika zur Verfügung stehen und als mögliche Allergene erwogen werden müssen. Allergisch-toxische, in ihrem Erscheinungsbild sehr variable Exantheme werden daher immer häufiger beobachtet. Schon vor 15 Jahren hat *Adam* festgestellt,

daß „die Arzneimittelexantheme im Rahmen differential-
diagnostischer Erörterungen die Rolle übernommen haben, die
früher die Lues als ‚Affe aller Krankheiten' spielte"!

Im Gegensatz zum Erwachsenen spielen Artefakte an der kindlichen Haut noch keine Rolle als ätiologisches Moment unklarer
Hauterscheinungen.
Für die Analyse der zusammenfassend als Exantheme bezeichneten Hautveränderungen, die vorwiegend bei Infektionskrankheiten vorkommen, ist von der Morphe der Einzeleffloreszenz
auszugehen.
Bei den *makulösen Exanthemen* ist ein unterschiedlich großer
geröteter Fleck (Makula) das Grundelement, bei den *bullösen*
und *vesikulösen Exanthemen* eine größere oder kleinere Blase
(Bulla = große Blase, Vesikula = kleine Blase).
Beide können jeweils lokalisiert oder über den Körper verteilt
(disseminiert) vorkommen.
Meist nur an einer Stelle lokalisiert sind zwei Erkrankungen, die
mit einer umschriebenen Hautrötung einhergehen, die *Phlegmone* und das *Erysipel*. Bei einer Phlegmone ist die Rötung geringer ausgeprägt und unscharf begrenzt, die derbe und stark
schmerzhafte Infiltration der Haut und des subkutanen Gewebes aber stärker als beim Erysipel, für das eine ganz scharf
begrenzte starke Rötung charakteristisch ist. Phlegmone und
Erysipel werden nur bedingt als Exantheme aufgefaßt.

Makulöse Exantheme

Bei den makulösen Exanthemen im engeren Sinne mit multiplen disseminierten Hautveränderungen ist eine kleine Gruppe
mit Beteiligung der Schleimhäute (= *Enanthem*) von einer viel
größeren Gruppe von Exanthemen abzutrennen, bei denen die
Schleimhäute stets frei bleiben.
Das Enanthem ist eine flächenhafte Rötung des weichen Gaumens, der Uvula und Tonsillen, die manchmal auch die Wangen-
schleimhäute und den harten Gaumen mit einbezieht.
Ein Enanthem kommt nur bei drei Erkrankungen vor, deren
Hautveränderungen sich deutlich durch ihre Größe unterscheiden, bei *Masern, Röteln* und *Scharlach*. Diese drei Exantheme
sind durch ihre charakteristische Form zum Prototyp für die

Einteilung aller übrigen makulösen Exantheme (ohne Enanthem) geworden.

Man unterscheidet

grob- oder großfleckige = morbilliforme Exantheme:
Einzelefflszenz etwa 3–5 mm Durchmesser,
Prototyp: Masern = Morbilli;

(mittel- bis) *kleinfleckige = rubeoliforme Exantheme:*
Einzelefflszenz etwa 1–3 mm Durchmesser,
Prototyp: Röteln = Rubeola;

feinfleckige = skarlatiniforme Exantheme:
Einzelefflszenz unter 1 mm Durchmesser,
Prototyp: Scharlach = Scarlatina.

Auch wenn die Masern durch die Schutzimpfung nahezu verschwunden sind, müssen sie hier wegen ihrer Bedeutung als Muster eines grobfleckigen Exanthems behandelt werden. Wir können das Masernexanthem in abgeschwächter Form auch bei einem Teil der Impflinge etwa eine Woche nach der Masernimpfung beobachten.

Das *Scharlach-Exanthem* unterscheidet sich von den andern beiden Exanthemen außerdem dadurch, daß es oft so dicht auftritt, daß kaum noch unveränderte Haut übrigbleibt und dadurch die Haut schon aus geringer Entfernung nur noch gleichmäßig gerötet erscheint. Beim Scharlach-Exanthem ist darüber hinaus selbst in leichten Fällen eine Follikelschwellung vorhanden, die man bei seitlich einfallendem Licht besonders gut sehen und auch tasten kann (wie bei einer „Gänsehaut"). Nach der zweiten Krankheitswoche kommt es beim Scharlach außerdem zu einer charakteristischen groblamellösen Schuppung der Haut, die an den Händen und Füßen am stärksten in Erscheinung tritt.

Nicht nur die Größe des Exanthems, auch seine Lokalisation und die begleitenden Allgemeinveränderungen und der gesamte Ablauf der Erkrankung erlauben eine Unterscheidung der drei mit Enanthem verlaufenden Exanthemkrankheiten (Tab. 10).

Die große Zahl der übrigen – ohne Enanthem verlaufenden – Exantheme können nach ihrer Morphe eingeteilt werden:

morbilliforme (grobfleckige) Exantheme:
Influenza,
infektiöse Mononukleose,

Tabelle 10:
Klinische Charakteristika makulöser Exantheme mit Enanthem

	Masern	*Röteln*	*Scharlach*
Inkubations-zeit	13–15 Tage (max. 8–18 Tage)	14–16 Tage (max. 11–21 Tage)	2–5 Tage (max. 1–7 Tage)
Erreger	Masernvirus	Rötelnvirus	Streptokokken (Nachweis im Rachenabstrich)
Prodrome	hohes Fieber (2–3 Tage) Konjunktivitis Rhinitis Bronchitis *Koplik*-Flecken	leichtes Fieber, leichte oder fehlende katarrhalische Erscheinungen	Erbrechen Kopfschmerzen hohes Fieber Halsschmerzen
Allgemein-zustand	Kinder deutlich krank	Kinder leicht krank	Kinder mäßig krank
Gesicht	verklebt gedunsen schmutzig	sauber	sauber periorale Blässe
	Exanthem im Gesicht besonders deutlich	Exanthem in der Mundpartie deutlich	Gesicht stets ohne Exanthem
Stimmung	mißmutig weinerlich	unverändert	selten beeinträchtigt
Enanthem	hellrot, mittelstark, Wangenschleimhäute beteiligt	zart, hellrot	stark, flammend düsterrot
Lokalisation des Exanthems	zuerst hinter den Ohren, dann vom Gesicht über den Körper zu den Beinen absteigend	wie bei Masern, weniger deutlich	Hautfalten, besonders im Schenkeldreieck, Stamm bevorzugt
Zunge	unauffällig	unauffällig	nach 1–2 Tagen „Himbeerzunge" mit Papillenschwellung

Tabelle 10 (Fortsetzung):

	Masern	*Röteln*	*Scharlach*
Weitere Symptome	Husten Schnupfen Konjunktivitis	selten Husten oder Schnupfen Nackenlymph- knotenschwellung	Scharlach– Angina
Kompli- kationen	Pneumonie Otitis media Enzephalitis	selten Enzepha- litis, Thrombo- zytopenie	Lymphadenitis Nephritis Rheumatoid

Arzneimittelexantheme,
Sepsis,
Subsepsis allergica (*Wissler*),
Toxoplasmose.

rubeoliforme (kleinfleckige) Exantheme:
Exanthema subitum,
infektiöse Mononukleose,
Influenza,
ECHO-Virus-Infektion,
Coxsackie-Virus-Infektion,
Adenovirusinfektion,
Arzneimittelexantheme,
Subsepsis allergica,
Sepsis,
Leptospirosen,
Toxoplasmose.

skarlatiniforme (feinfleckige) Exantheme:
Influenza,
Arzneimittelexantheme,
Miliaria,
flüchtiger „rash" bei Variola und Varizellen,
Listeriose (bei Neugeborenen) (auch roseoliform!),
Sepsis.

Die Unterscheidung dieser – teilweise wegen ihres morpholo-
gisch stark wechselhaften Exanthems mehrfach aufgeführten –
Krankheiten allein nach dem Charakter der Hautveränderungen
ist unmöglich. Es müssen zusätzlich die Anamnese (epidemio-
logische Situation!), der klinische Verlauf und zusätzliche Sym-

ptome beachtet werden, sowie die Ergebnisse bakteriologischer, virologischer und serologischer Untersuchungen berücksichtigt werden. Wenig bekannt, klinisch aber recht charakteristisch ist der Verlauf des *Exanthema subitum* (= *Drei-Tage-Fieber*), das nur bei älteren Säuglingen und jungen Kleinkindern vorkommt. Die Kinder fiebern 3 Tage lang hoch, ohne daß eine Ursache zu finden ist oder das Befinden der Kranken stärker beeinträchtigt ist, wenn man von einem gelegentlichen Fieberkrampf absieht, auch leichte Lymphknotenschwellungen und geringe Infektzeichen sind möglich. Mit dem plötzlichen Aufschießen eines meist nur einen Tag bestehen bleibenden blaßrötlichen, rubeoliformen Exanthems am Stamm geht die prognostisch günstige Erkrankung zu Ende. Die Diagnose kann durch typische Blutbildveränderungen gestützt werden (Tab. 11).

Tabelle 11: Blutbildveränderungen bei makulösen Exanthemen verschiedener Ätiologie

	Scharlach	Masern	Röteln	Exanthema subitum	Toxisch-allergische Exantheme
Gesamt-Leukozyten-zahl	vermehrt	ver-mindert	leicht ver-mindert	stark ver-mindert	meist ver-mindert, selten ver-mehrt
Anteil der Neutrophilen	vermehrt	zuerst vermehrt, dann ver-mindert	ver-mindert	stark ver-mindert	wechselnd
Anteil der Eosinophilen	vermehrt	fehlen	normal	normal	vermehrt
Anteil der Lymphozyten	stark ver-mindert	zuerst ver-mindert	vermehrt	vermehrt	wechselnd
Anteil der Plasmazellen	anfangs normal, später vermehrt	normal oder leicht vermehrt (bis 3 %)	stärker vermehrt (4 % und mehr)	normal	meist vermehrt

Morphologische Sonderformen makulöser Exantheme sind die Ringelröteln und die Roseolen.

Die *Ringelröteln* (= Erythema infectiosum = Megalerythema epidemicum) sind eine gutartige und wenig bekannte Infektionskrankheit vorwiegend des Schulkindesalters. Sie verlaufen meist ohne Fieber und höchstens mit einem leichten Nasen-Rachen-Infekt. Das Exanthem beginnt mit einer scharf begrenzten Rötung beider Wangen, die durch einen schmalen geröteten Streifen über den Nasenrücken eine schmetterlingsähnliche Figur bilden kann. Einige Tage später bilden sich an den Streckseiten der Extremitäten mehrere Zentimeter große, auch konfluierende rote Flecke, die länger als eine Woche anhalten, auch verschwinden und neu auftreten können. Dabei blaßt die Mitte zuerst ab, so daß dann girlandenförmige Ringfiguren übrig bleiben.

Die *Roseolen* sind stecknadelkopf- bis linsengroße, nur sehr zart rosa gefärbte, unscharf begrenzte und von einem anämischen Hof umgebene Flecken an der Bauchhaut, selten auch an Brust und Rücken vorkommend, die in der 2. Krankheitswoche bei Typhus und (ausgeprägter) bei Paratyphus auftreten. Auf Druck mit einem Glasspatel verschwinden sie. Ähnliche Hauterscheinungen kommen nur noch bei der Sepsis vor. Fieberverlauf (anhaltend hohes Fieber beim Typhus, starke Schwankungen beim „septischen" Fiebertyp) und die Leukozytenzahl (Leukopenie beim Typhus, Leukozytose bei der Sepsis) erlauben eine Abgrenzung, Blutkultur und *Widal*sche Reaktion bestätigen die Diagnose.

Bei allen atypischen Exanthemen ist eine *toxisch-allergische* Genese zu erwägen. Die manchmal kriminalistisches Geschick erfordernde Anamnese ist das beste Mittel, um eine vorangehende medikamentöse Behandlung oder andere Allergene aus der Umwelt des Kindes (Hautpflegemittel, Haushaltschemikalien, Nahrungsmittel, Pflanzen und Blumen) als Ursache aufzufinden und zu eliminieren.

Weiter können *Insektenstiche* irreführen, doch sind bei sorgfältiger Betrachtung meist noch die Einstichstellen im Zentrum der Effloreszenzen zu sehen.

Flüchtige Exantheme beim Schreien oder – bei älteren Kindern – durch Aufregung oder Scham sind nur selten der Anlaß zu diagnostischen Schwierigkeiten.

Einfacher als viele makulösen Exantheme, die selbst in der Klinik nicht immer befriedigend geklärt werden können, ist die Differentialdiagnostik bei *blasenbildenden Exanthemen.*

Blasenbildende Exantheme

Nach der Größe unterscheidet man *vesikulöse Exantheme* mit kleinen Bläschen und *bullöse Exantheme* mit großen Blasen. Als Pusteln werden eitergefüllte Bläschen bezeichnet, die ein Durchgangsstadium der meisten blasenbildenden Erkrankungen sind. *Beachte: Auch die blasenbildenden Exantheme beginnen meist mit einem (flüchtigen) makulo-papulösen Exanthem als Initialstadium. Bei kurzfristigen Verlaufskontrollen nach einigen Stunden oder am nächsten Tage wird die Ausbildung der Blasen sichtbar.* Bei drei Erkrankungen sind die Blasen meist nur auf eine Stelle lokalisiert, bei der Pockenimpfpustel, beim Herpes simplex und beim Zoster.

An der *Kuhpockenimpfpustel* ist der Ablauf solcher Hautveränderungen besonders gut zu beobachten: Rötung – Papel – Bläschen (Bulla) mit eingezogener Blasenmitte (Nabel), klarem Inhalt und schmalem gerötetem Hof (Aula) – Bläschen mit trübem Inhalt und großem roten Hof (Area) – Kruste – Narbe. Bei Impfkomplikationen wie Nebenpocken, *Vaccinia translata* oder Generalisierung, auch auf dem Boden eines Ekzems = *Ekzema vaccinatum,* bleibt dieser typische morphologische Ablauf unverändert.

Beim nicht selten rezidivierenden *Herpes simplex* und dem ähnlich aussehenden (durch das Varizellenvirus verursachten) *Zoster* finden wir viel kleinere Bläschen an umschriebener Stelle. Ihr Inhalt ist ebenfalls anfangs klar, später trüb, bis sie ganz abborken. Die Lokalisation betrifft beim Herpes typischerweise die Lippen (Synonym: Herpes labialis), gelegentlich auch eine andere Übergangsstelle zwischen der Haut und Schleimhäuten, beim Zoster das Ausbreitungsgebiet eines einzelnen Hirn- oder Spinalnervens.

Disseminierte vesikulöse Exantheme stellen Varizellen und Strophulus dar. Die hochinfektiösen *Windpocken (Varizellen)* zeigen schubweise unter mäßigem Fieber entstehende kleine Bläschen (anfangs wasserhell, dann trübe, zuletzt Borken) mit dem Bild des sog. „Sternenhimmels", mit kleineren und etwas größeren Bläschen, mit unterschiedlich großem gerötetem Hof und verschiedenen Entwicklungsstadien nebeneinander, unter Einschluß der behaarten Kopfhaut und der Mundschleimhaut (wo aus den Bläschen schnell kleine Aphthen werden). Durch diese Merkmale ist eine sichere Abtrennung von dem manchmal ähnlich aussehenden (allergisch bedingten) *Strophulus infantum* möglich, bei dem Kopf, Gesicht und Schleimhäute stets frei bleiben, kein Fieber auftritt und die – in anderen Fällen als Papeln oder größere Blasen erscheinenden – Einzeleffloreszenzen eine viel derbere Konsistenz aufweisen.

Ein primär pustulöses Exanthem ist die *Impetigo contagiosa* (durch Strepto- oder Staphylokokken hervorgerufen), bei der sich aus kleinen Pusteln rasch die charakteristischen „honig"-gelben dicken Borken entwickeln. Die leichte Übertragbarkeit durch Kontakt oder mit dem kratzenden Finger ist oft sehr deutlich erkennbar, wodurch auch die Ausbreitungstendenz erklärt ist.

Eine umschriebene, für das Neugeborenenalter typische Staphylodermie mit großen, schlaffen, leicht platzenden Blasen ist das *Pemphigoid* (zum Unterschied von dem heute nicht mehr beobachteten luischen Pemphigus so genannt). In der – sehr gefährlichen– generalisierten Form, bei der sich die Haut größerer Gebiete in Fetzen lösen kann, wird es als *Dermatitis exfoliativa (Rittershain)* bezeichnet.

Schwierigkeiten kann zuweilen, wenn keine genauen anamnestischen Daten bekannt sind, die Abgrenzung des Pemphigoids oder der Dermatitis exfoliativa von *Brandblasen* machen. Von Verbrennungen werden jedoch vorwiegend die unbedeckten Körperpartien betroffen, während ein Pemphigoid häufig von einer Intertrigo oder wunden Hautabschnitten in den Falten oder unter der Kleidung ausgeht.

Ähnliche große Blasen weisen schließlich auch das häufig tödlich endende toxisch-allergisch bedingte *Lyell-Syndrom* (toxische Epidermolysis) und die angeborene *Epidermolysis bullosa* auf. Während bei der letzteren Erkrankung ein langer Leidensweg mit dem Tode im Säuglings- oder Kleinkindesalter endet, ist der Verlauf des erst bei Klein- oder Schulkindern auftretenden *Lyell*-Syndroms gewöhnlich sehr dramatisch. Alter der Kranken und Verlauf der Erkrankung schließen also Verwechslungen aus.

Das Schema soll die vorstehenden Ausführungen zusammenfassen:

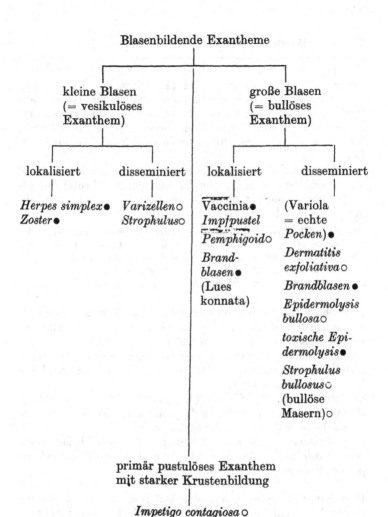

Blasenbildende Exantheme

kleine Blasen (= vesikulöses Exanthem)		große Blasen (= bullöses Exanthem)	
lokalisiert	disseminiert	lokalisiert	disseminiert
Herpes simplex● *Zoster*●	*Varizellen*○ *Strophulus*○	*Vaccinia*● *Impfpustel* *Pemphigoid*○ *Brand-blasen*● (Lues konnata)	(Variola = echte Pocken)● *Dermatitis exfoliativa*○ *Brandblasen*● *Epidermolysis bullosa*○ *toxische Epidermolysis*● *Strophulus bullosus*○ (bullöse Masern)○

primär pustulöses Exanthem mit starker Krustenbildung

Impetigo contagiosa○

Es bedeuten:
( ) = Erkrankungen, die heute bei uns nicht mehr vorkommen.
● = Erkrankungen, bei denen sich alle Effloreszenzen im gleichen Entwicklungsstadium befinden.

○ = Erkrankungen, bei denen sich Effloreszenzen verschiedenen Entwicklungsstadiums nebeneinander befinden.

2.8. Ikterus

Während bei Neugeborenen ein physiologischer Ikterus auftreten kann, von dem ein krankheitsbedingter Ikterus abgegrenzt werden muß, ist bei älteren Kindern ein Ikterus stets als bedeutungsvolles Symptom zu bewerten. Seine Klärung kann besonders im Säuglingsalter erhebliche Schwierigkeiten bereiten.

Definition: Als Ikterus (Gelbsucht) wird nur die Gelbfärbung von Haut, Schleimhäuten und Skleren durch Bilirubineinlagerung infolge eines erhöhten Serum-Bilirubin-Spiegels (im allgemeinen über 1–2 mg%) bezeichnet.

Von einem Ikterus zu unterscheiden ist die gelbe Verfärbung der Haut (nicht der Skleren!) aus anderen Ursachen, z.B. nach reichlichem Möhren- oder Orangengenuß (Karotineinlagerung) oder nach lokaler Einwirkung bestimmter Farbstoffe (Äthacridin = Rivanol®, Pikrinsäure).

Nach ihrer Pathogenese müssen 3 Ikterusformen unterschieden werden, in die sich alle verschiedenen Ursachen einordnen lassen:
a) *prähepatischer Ikterus* (= hämolytischer Ikterus): überschießende Bildung von Bilirubin durch vermehrten Blutzerfall oder ungenügende Glukuronidkopplung bei normal anfallenden Bilirubinmengen;
b) *(intra-)hepatischer Ikterus* (= hepatozellulärer oder parenchymatöser Ikterus): Störung der Leberzellfunktion durch entzündliche oder toxische Leberschädigung;
c) *posthepatischer Ikterus* (= Stauungs- oder Verschlußikterus): behinderter Abfluß des in der Leber an Glukuronsäure gekoppelten Bilirubins (= Cholestase).

Eine Einordnung ist durch die Differenzierung des Serumbilirubins in indirekt reagierendes Bilirubin (= nichtkonjugiertes Bilirubin) und direkt reagierendes (durch Bindung an Glukuronsäure wasserlösliches) Bilirubin sowie durch die Untersuchung der Gallenfarbstoffe im Urin möglich (Schema S. 107).
Das Aussehen der Kinder wird dagegen vorwiegend von der Dauer des Ikterus bestimmt, ein akuter Ikterus weist oft eine rötliche Färbung auf (= Rubinikterus), während ein langdauernder Ikterus einen grünlichen Farbton annimmt (= Ver-

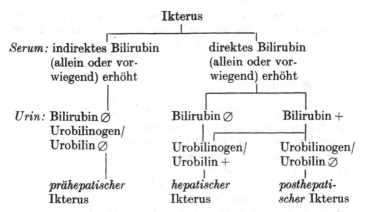

Ikterus

Serum: indirektes Bilirubin (allein oder vorwiegend) erhöht — direktes Bilirubin (allein oder vorwiegend) erhöht

Urin: Bilirubin ∅ Urobilinogen/ Urobilin ∅ — Bilirubin ∅ — Bilirubin +

Urobilinogen/ Urobilin + — Urobilinogen/ Urobilin ∅

prähepatischer Ikterus — *hepatischer* Ikterus — *posthepatischer* Ikterus

dinikterus). Außerdem hängt die Hautfarbe davon ab, ob gleichzeitig noch eine Anämie vorliegt oder nicht.

Ursachen .

Im einzelnen sind folgende Ursachen eines Ikterus in den verschiedenen Altersgruppen am häufigsten zu erwarten:

Ikterusform	*Neugeborene und junge Säuglinge*	*Ältere Kinder*
Prä-hepatischer Ikterus	Erythroblastose medikamentös-toxische Hämolyse große (Kephal-)Hämatome Hämoglobinopathien	konstitutionelle Hyperbilirubinämie (*Gilbert-Meulengracht*) hämolytische Anämie (*Lederer-Brill*) Transfusionsstörungen hereditäre Sphärozytose Hämoglobinopathien
Hepatischer Ikterus	Pyelonephritis Sepsis Galaktosämie verschiedene prä- und postnatale Infektionen	Hepatitis infectiosa Transfusionshepatitis Sepsis
Post-hepatischer Ikterus	Gallengangsatresie cholestatische Hepatose („eingedickte Galle") Riesenzellhepatitis Cholangitis	Choledochuszyste Tumoren oder Metastasen Cholelithiasis Cholangitis

Außerdem kann u.a. bei Herzfehlern mit Leberstauung, bei medikamentös bedingter Cholestase oder bei stärkerer ·Exsikkose von Neugeborenen ein Ikterus auftreten.

Neugeborenenikterus

Nach dem zeitlichen Ablauf kann ein Ikterus im Neugeborenenalter folgendermaßen unterteilt werden:
Ikterus in den ersten 24(–36) Lebensstunden:
vorzeitiger Ikterus = *Icterus praecox.*
Ikterus am 3.–13. Leberstag:
– Serumbilirubin maximal 8–14 mg % = *physiologischer Ikterus*
– Serumbilirubin über 14 mg %:
pathologisch verstärkter Ikterus = *Icterus gravis.*
Ikterus nach dem 14. Lebenstage bestehen bleibend:
verlängerter Ikterus = *Icterus prolongatus.*

Ursachen des Neugeborenenikterus
Die häufigste und klinisch bedeutungsvollste Ursache eines Icterus praecox oder Icterus gravis ist der Morbus haemolyticus neonatorum durch eine Blutgruppenunverträglichkeit zwischen Mutter und Kind im Rh- oder AB0-System.
Besonders bei Frühgeborenen kommt dazu noch die Hyperbilirubinämie (Serumbilirubin über 15 mg %) durch funktionelle Leberunreife als Ursache eines Icterus gravis oder Icterus prolongatus, die eine Sonderstellung einnimmt (ausschließlich indirektes Bilirubin vermehrt).
Beachte: Unabhängig von der Ätiologie des Neugeborenenikterus ist bei Frühgeborenen mit einem Serumbilirubin über 15–18 mg % und bei Reifgeborenen über 18–20 mg % eine Austauschtransfusion zur Vermeidung eines Kernikterus oder anderer zentralnervöser Schäden indiziert.

Durch die routinemäßige Anwendung einer gezielten immunologischen Prophylaxe der Rh-Erythroblastose und der medikamentösen Enzyminduktion bei Frühgeborenen ist die Häufigkeit der Rh-Erythroblastose und der Frühgeborenen-Hyperbilirubinämie in der DDR stark zurückgegangen.

Dabei muß auch der Reifegrad der Kinder und der Zeitpunkt des Überschreitens der Grenzwerte berücksichtigt werden (Diagramm nach Poláček).

Untersuchungsgang bei Neugeborenenikterus

Anamnese:

Wievielte Schwangerschaft (einschließlich Aborte)?

Verlauf früherer Schwangerschaften und Verhalten der Neugeborenen bei den vorangehenden Geburten?

Erfolgten früher Transfusionen oder bereits eine Anti-D-Prophylaxe?

Infektionen in der Schwangerschaft, Tierkontakt oder Genuß roher Milch?

Wann Beginn des Ikterus beim Kinde? Andere Symptome?

Klinik:

Hautfarbe, Anämie, Zyanose, Ödeme? Hautblutungen, großes Kephalhämatom oder andere große Hämatome?

Milz oder Leber vergrößert, sonstige Auffälligkeiten, Fehlbildungen o. ä.?

Laboruntersuchungen:

Blutbild: Hämoglobin, Erythrozytenzahl, Hämatokrit, Retikulozyten- und Erythroblastenzählung, Thrombozytenzahl, Leukozytenzahl und Differentialblutbild.

Blutgruppe und Rh-Faktor bei Mutter und Kind.

Coombs-Test (direkt und indirekt).

Antikörpertiter im Rh-System.

Serumbilirubin, direkt und indirekt reagierend.

Urin: Leukozyturie, Zylindrurie, Proteinurie, Zytomegaliezellen?

Serologische Untersuchungen auf: Lues, Toxoplasmose, Listeriose, Röteln.

Evtl. Blutkultur (bei Sepsisverdacht).

Beachte: Bei Kindern, die auf die erste Milchnahrung mit Nahrungsverweigerung, Erbrechen und Durchfall reagieren, und gleichzeitig einen Icterus gravis oder prolongatus mit Hepato splenomegalie aufweisen, besteht Verdacht auf eine Galaktosämie. Um eine bleibende Hirnschädigung zu vermeiden, ist die rasche Sicherung der Diagnose und Umstellung auf eine galaktosefreie Diät notwendig (Klinikeinweisung). Sicherung der Diagnose durch vergleichende Blut- und Urinzuckerbestimmung mit Reduktionsmethoden und Glukoseoxydasemethode, möglichst auch durch Nachweis des spezifischen Enzymdefektes in den Erythrozyten (Uridyltransferasemangel) sowie durch direkten Galaktosenachweis im Urin und Bestimmung des Galaktose-1-Phosphates im Blut. (Bewährter Suchtest = Beutler Test)

Entfärbte, grauweiße (acholische) *Stühle* treten sowohl bei einer Neugeborenenhepatitis als auch beim Verschlußikterus auf.

Die Acholie bei der Hepatitis ist meist kurzdauernd und die Stühle brauchen beim Verschlußikterus nicht dauernd bzw. nicht vollständig entfärbt zu sein (geringe Bilirubinausscheidung durch die Darmwand!).

Bei jedem Icterus prolongatus muß ebenfalls an diese beiden Ursachen gedacht werden, sowie u. a. aneine Hypothyreose.

Zusatzuntersuchungen:
Legen einer Duodenalsonde: Bilirubinbestimmung im Duodenalsekret (beim Verschluß ist meist kein Bilirubin nachweisbar!) und Durchführung eines i. v. Bromthaleintestes (beim Verschluß kann das intravenös verabreichte Bromthalein nicht ins Duodenum gelangen!).
Isotopen-Bengalrosa-Test.
Punktionsbiopsie.
Probelaparotomie bei Verdacht auf intra- oder extrahepatische Gallengangsatresie.

Ikterus bei älteren Kindern.

Im Kleinkindes- und Schulalter ist die Hepatitis infectiosa die häufigste Ursache eines Ikterus.
Beachte: Ein großer Teil (bis zu 80 %) aller Erkrankungen verläuft anikterisch. Bei entsprechender epidemiologischer Situation (Inkubation im Kinderkollektiv, Kontakt mit Erkrankten) sind daher entsprechende Enzymuntersuchungen (s. u.) – als Siebtest – dringend indiziert.
Uncharakteristische klinische Prodromalerscheinungen sind besonders zu beachten, da sie oft die einzigen Hinweise auf eine anikterische Hepatitis infectiosa darstellen. Es sind dies:
Appetitlosigkeit,
Übelkeit,
allgemeine Mattigkeit,
Leibschmerzen,
Erbrechen,
Temperaturerhöhung (selten),
leichte katarrhalische Erscheinungen der oberen Atemwege.

Hinweise auf eine Hepatitis infectiosa können (außer dem oft fehlenden Ikterus) sein:

grauweiße (entfärbte) Stühle,
dunkelbrauner Urin,
Lebervergrößerung,
Milzvergrößerung (selten).

Beweisend für eine Hepatitis infectiosa sind nur die biochemischen und enzymatischen Veränderungen:
Starke Erhöhung der Glutamat-Oxalat-Transaminase (GOT) im Serum.
Starke Erhöhung der Glutamat-Pyruvat-Transaminase (GPT) im Serum.
Nachweis von Urobilinogen und Urobilin im Urin.
Außerdem können folgende Werte erhöht sein:
Serumbilirubin (nur in knapp 50 % aller Fälle).
Laktatdehydrogenase (LDH) im Serum.
Leuzinaminopeptidase im Serum (LAP).
Alkalische Phosphatase.
Beta- und Gammaglobuline im Serumelektropherogramm.
Pathologischer Thymoltrübungstest.
Weiterhin sollte bei jeder Hepatitis das Hepatitis-Antigen (Australia-Antigen) bestimmt werden.

Eine *chronische Hepatitis* ist im Kindesalter sehr selten, sie wird erst dann diagnostiziert, wenn ein Jahr seit Beginn der Erkrankung noch immer pathologische Laborwerte bestehen. Dann sind zusätzlich folgende Untersuchungen indiziert:
Leberpunktionsbiopsie,
evtl. Laparoskopie,
Leber- und Milzszintigraphie,
evtl. Splenoportographie.

Bei Verdacht auf – bei Kindern seltene – *Erkrankungen der Gallenblase und Gallenwege* sollten
die Leuzinaminopeptidase (LAP) und
die alkalische Phosphatase bestimmt werden. (Starke Erhöhung dieser Fermente spricht für Verschluß!)
Außerdem ist die Röntgenuntersuchung angezeigt:
orale oder intravenöse Cholangio-Cholecystographie, bzw. Infusionscholecystographie.

Eine *Pankreasbeteiligung* kann durch die *Erhöhung der Serum- und Urinamylase* sowie der Lipase im Serum nachgewiesen werden.

Lebererkrankungen

Verdacht auf *Lebertumoren* (primäre Hepatome oder Metastasen, die besonders bei Neuroblastomen vorkommen) besteht vor allem bei umschriebener höckriger Lebervergrößerung. Ein Ikterus oder biochemische Veränderungen treten erst im Spätstadium solcher Tumoren auf. Relativ spezifisch ist nur der *Nachweis des α_1-Fetoproteins*.
Weitere Untersuchungen s. S. 126.
Die beste morphologische Beurteilung von Lebererkrankungen und ihre genaue Differenzierung ist durch die histologische Untersuchung bioptisch entnommener Gewebsproben möglich. Bei entsprechender Erfahrung des Untersuchers ist die perkutane Punktionsbiopsie der Leber auch im Kindesalter die Methode der Wahl zur Klärung zweifelhafter Befunde.

Indikationen zur Leberbiopsie
Diese Untersuchung kann in jedem Lebensalter, auch bereits im frühen Säuglingsalter erfolgen. Sie sollte jedoch stets unter stationärer Beobachtung vorgenommen werden.

Dabei sollte nicht nur eine einfache histologische Untersuchung des Punktates angestrebt werden, sondern auch der Einsatz moderner histochemischer, histofluoreszenz- und elektronenmikroskopischer Untersuchungsmethoden erfolgen, um eine optimale Auswertung des Biopsiematerials zu erreichen. Vor der Leberpunktion müssen daher die differentialdiagnostischen Möglichkeiten gemeinsam mit dem Pathologen erörtert werden.

„Grundsätzlich ist eine Leberbiopsie immer dann indiziert, wenn eine Erkrankung mit bioptisch faßbaren Leberveränderungen zu vermuten ist, die durch die herkömmlichen klinischen Untersuchungsmethoden nicht gesichert werden kann" (*G.-K. Hinkel* in: *G. Roschlau:* Leberbiopsie im Kindesalter, Jena 1974).
Beachte: Das bedeutet, daß die Leberbiopsie bei einer klinisch und/oder biochemisch eindeutigen Hepatitis infectiosa unnötig ist. Auch zur Verlaufskontrolle bei einer Hepatitis infectiosa, ist die Leberbiopsie in der Regel nicht notwendig, da die akute Virushepatitis im Kindesalter meist ohne Folgen ausheilt.

Dagegen ist die bioptische Klärung angezeigt bei:
– Verdacht auf eine subakute oder chronische Verlaufsform der Hepatitis infectiosa,

– Verdacht auf Begleithepatitis bei Röteln, Zytomegalie, Toxoplasmose, Listeriose, Mononukleose, Lues und infantiler septischer Granulomatose;
– Verdacht auf Leberzirrhose,
– Verdacht auf cholostatische Hepatose,
– Verdacht auf Fettleber,
– Verdacht auf therapiebedingte Leberschäden (durch Corticosteroide, Zytostatika, Röntgenstrahlen u. a.),
– Verdacht auf Leberbeteiligung bei Mukoviszidose,
– Verdacht auf Leberbeteiligung bei Speicher- oder Stoffwechselerkrankungen (u. a. Glykogenosen, Galaktosämie),
– Verdacht auf generalisierte Tuberkelbakterien- oder BCG-Infektion,
– Verdacht auf Lebertumoren.

Unter diesen Verdachtsdiagnosen ist die Leberbiopsie indiziert beim Vorliegen folgender Symptome:
– Lebervergrößerung unklarer Ursache;
– Konsistenzvermehrung der Leber;
– höckrige oder unregelmäßige Leberoberfläche;
– isolierte Hyperbilirubinämie jenseits des Neugeborenenalters (Erhöhung des indirekten Bilirubins über 1,0 mg % bei Kindern älter als 3–4 Wochen);
– isolierte Fermenterhöhung (Transaminasen, LDH) ohne sonstige Hinweise auf eine Hepatitis;
– Persistieren von Restbefunden (enzymatische oder biochemische Untersuchungen) nach einer akuten Virushepatitis über länger als 8–12 Wochen.

Um das Risiko postpunktioneller Komplikationen möglichst gering zu halten, sind nach *Hinkel* folgende *Kontraindikationen der Leberbiopsie im Kindesalter* streng zu beachten:
a) Blutungsgefahr:
– Blutungsneigung (Prothrombinzeit unter 50 %, Thrombozyten unter 100000/mm³, Verdacht auf Thrombozytopathie);
– kardiale Stauungsleber;
– portale Hypertension;
– Aszites;
– Verdacht auf Hämangiomatose der Leber.
b) Peritonitisgefahr:
– Verdacht auf subphrenischen Abszeß, Leberabszeß oder eitrige Cholangitis;

– Länger bestehender mechanischer Ikterus, ausgenommen Säuglinge mit Verdacht auf Gallengangsatresie, da hier mit aufsteigender Infektion weniger zu rechnen ist;
– unklare fieberhafte Krankheitsbilder, besonders solche, die mit peritonealen Reizerscheinungen einhergehen;
– fehlende Leberdämpfung [Zwerchfellanomalien, Coloninterposition (*Chilaiditi*-Syndrom), Situs inversus].
c) Gefahr eines Pneumothorax:
schweres Lungenemphysem.

Nur bei umschriebenen oder herdförmigen Leberveränderungen ist im Kindesalter eine *Laparoskopie* mit gezielter Biopsie unter endoskopischer Sicht zu erwägen.

Eine Indikation zur *Laparotomie* besteht bei
– Verdacht auf Gallengangsatresie (Korrekturversuch, wenn eine extrahepatische Atresie vorliegt);
– Verdacht auf eine Choledochuszyste (Exstirpation);
– Verdacht auf primären Lebertumor (Versuch der Resektion).

2.9.   Zyanose

Eine Zyanose kann angeboren bereits bei Neugeborenen vorhanden sein, rasch verschwinden oder das ganze Leben hindurch bestehen bleiben und auch später bei Kindern jeden Alters akut auftreten.

Definition: Die Zyanose ist eine Blaufärbung der Haut und Schleimhaut, besonders an den Lippen, Ohren, Fingern und Zehen. Sie wird hervorgerufen durch eine Vermehrung des reduzierten Hämoglobins im peripheren Blut auf mehr als 5,0 g% oder durch das Auftreten eines pathologisch oxydierten (Sulf- oder Met-) Hämoglobins. Die Voraussetzung dafür ist, daß der Hämoglobingehalt mindestens 8–10 g% beträgt.

Beachte: Das Auftreten einer Zyanose ist abhängig vom Hämoglobinwert des Kranken. Bei einer Polyglobulie (Vermehrung des Hämoglobins auf über 18-20 g%) tritt schon normalerweise oder bei geringem prozentualem Sauerstoffmangel Zyanose auf, bei einer stärkeren Anämie (Hämoglobin unter 8-10 g%) bleibt dagegen eine Zyanose selbst bei einer bedrohlichen arteriellen Hypoxie aus.

Ursachen

a) *O_2-Mangel bereits im arteriellen Blut:*
– bei ungenügender Sauerstoffaufnahme in der Lunge infolge pulmonaler Erkrankungen (respiratorische Insuffizienz durch Störung der Ventilation, Diffusion oder Perfusion);
– bei Mischung arteriellen und venösen Blutes (Mischungszyanose)
im *kleinen* Kreislauf durch intrapulmonale Gefäßfehlbildungen (arterio-venöse Lungenfistel);
im *großen* Kreislauf durch Rechts-Links-Shunts bei angeborenen Herzfehlern.

b) *O_2-Mangel erst in den Kapillaren und im venösen Kreislauf:*
verlängertes Verbleiben des Blutes in den Kapillaren infolge
– Kapillarerweiterung beim Schock,
– nachlassender Herzkraft bei Myokarditis.

c) *Störungen der Sauerstofftransportfunktion* (Vergiftungen mit Auftreten eines pathologisch veränderten Hämoglobins).

Die wichtigsten Fragen, die bei einem Kinde mit einer Zyanose geklärt werden müssen, sind daher:
– Ist die Zyanose kardial oder extrakardial bedingt?
– Falls eine kardiale Zyanose vorliegt, ist diese durch einen angeborenen Herzfehler (primär zyanotisches Vitium oder Dekompensation eines primär nicht zyanotischen Vitiums) bedingt oder durch eine erworbene Herzerkrankung (Myokarditis)?
– Falls eine extrakardial bedingte Zyanose vorliegt, ist diese durch einen Kreislaufschock, durch eine Lungenerkrankung oder metabolisch-toxisch bedingt?
Die Beantwortung dieser Fragen gelingt meist durch eine sorgfältige Anamnese, gründliche klinische Untersuchung einschließlich Blutdruckmessung, sowie Thoraxröntgenaufnahme und EKG.

Untersuchungsgang

Anamnese:
Familiäre Häufung von Fehlbildungen? Komplikationen im Schwangerschaftsverlauf (Röteln oder andere Infektionen der Mutter), Geburtsverlauf, Komplikationen, Zustand des Kindes

nach der Geburt: Zyanose, wenn ja, seit wann und wie lange?
Trinkschwäche?

Klinische Untersuchung:
Inspektion: lokalisierte (wo?) oder generalisierte Zyanose? Kind
normal entwickelt? Hinweise für irgendwelche umschriebenen
oder Systemfehlbildungen (*Down-*Syndrom o. ä.)?
Herzbuckel? (Vorhandensein spricht für Rechtsherzhyper-
trophie.) Stauung der oberen Hohlvenen? (Vorhandensein
spricht für Linksherzhypertrophie.)
Hebender Herzspitzenstoß?
Atemfrequenz in Ruhe.
Einziehungen?

Palpation: Herzspitzenstoß verbreitert oder verlagert?
Palpables Schwirren? (wo? systolisch oder diastolisch? mit Aus-
kultation vergleichen!)
Leber vergrößert tastbar?

Auskultation: über allen Herzabschnitten, dem übrigen Thorax,
dem Rücken und den Armen (fortgeleitetes Herzgeräusch?)
Falls ein Geräusch vorhanden ist, welche Lautstärke weist es
auf, wo ist sein punctum maximum, ist es systolisch oder diastolisch?
Objektivierung des Auskultationsbefundes durch die Phono-
kardiographie (Auskultationspunkte mit maximalem und opti-
malem Geräusch für die Ableitung des Phonokardiogramms am
Thorax markieren!).

Perkussion: Größe und Form des Herzens.

Röntgenuntersuchung des Thorax:
Beurteilung von Herzgröße und -form (typische Herzformen bei
verschiedenen Vitien s. Abb. 8).
Beurteilung des Mediastinums (Thymus, verbreiterte oder ver-
schmälerte Gefäße, letzteres ist für die Transposition der großen
Arterien typisch.).
Ist die Lungendurchblutung normal, vermindert oder vermehrt?

EKG:
Lagetyp, Rhythmusstörungen, Frequenz?
Besonders ist auf Zeichen der einseitigen (Rechts- oder Links-
herz-) Hypertrophie (Abb. 9) oder einer biventrikulären Belastung zu achten.

116

Abb. 8:

Schema typischer Röntgenbilder bei angeborenen Herzfehlern
(n. *Burgemeister*)

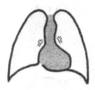 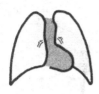 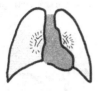

1. *Fallot-Tetralogie:* (normalgroßes Herz, eingezogene Herzbucht, aufgeworfene Herzspitze = „Holzschuh"-Form, leicht nach rechts verlagertes Kava-Band)

2. *Trikuspidal-Atresie* (TA): (Herz nach links verbreitert, betont gerundete Herzspitze, steiler rechter Herzrand, der am Sternalrand abschließt)

3. *Offener Ductus arteriosus* (PDA): (Herz wenig nach links verbreitert, Herzspitze etwas abgerundet und nach unten verlagert, vorgewölbter Pulmonalisbogen, vermehrte Lungendurchblutung)

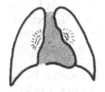 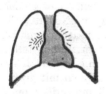 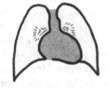

4. *Vorhofsseptumdefekt* (ASD): (Herz beiderseits stark verbreitert, prominenter Pulmonalisbogen und auffällig kleiner Aortenbogen, verstärkte Lungendurchblutung)

5. *Ventrikelseptumdefekt* (VSD): (mäßige Herzvergrößerung nach beiden Seiten, vorgewölbter Pulmonalisbogen, vermehrte Lungendurchblutung)

6. *Transposition der großen Arterien:* (Allseitig vergrößertes Herz von querliegender Eiform mit schmalem Gefäßband, stark vermehrte Lungendurchblutung)

Blutdruck: Immer an den oberen und unteren Extremitäten messen.

Auch wenn insgesamt nur reichlich 1/3 aller angeborenen Herzfehler zeitweilig oder dauernd mit einer Zyanose verläuft, so ist doch für die meisten hämodynamisch besonders bedeutungs-

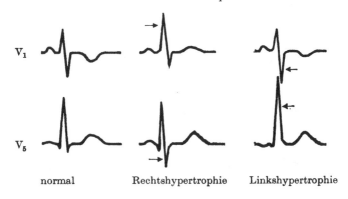

normal   Rechtshypertrophie   Linkshypertrophie

vollen Vitien die Zyanose ein wichtiges Merkmal. Ihr Auftreten
bei einem primär nicht zyanotischen Vitium ist als Hinweis auf
eine beginnende Dekompensation ganz besonders zu beachten.
Aus diesem Grunde sollen an dieser Stelle auch die primär nicht
zyanotischen Herzfehler mit behandelt werden.
Angeborene Herzfehler können mit großer individueller Varia-
tion auftreten und vor allem bei der Kombination verschiedener
Fehlbildungen große diagnostische Schwierigkeiten bereiten.
Auch kann die Symptomatik sich im Verlaufe des Lebens erheblich ändern. Darum ist die regelmäßige Befundkontrolle so
wichtig. Die ambulante Überwachung der Kinder mit angeborenen Herzfehlern ist vor allem darum nötig, um eine einsetzende Verschlechterung (beispielsweise durch eine Shunt-
umkehr) rechtzeitig zu erfassen und den günstigsten Termin
für notwendige operative Korrekturen nicht zu verpassen.
Bereits mit wenigen klinischen Merkmalen ist (modifiziert nach
Keck) eine Abgrenzung der verschiedenen zehn häufigsten angeborenen Herzfehler (nach dem 1. Lebensjahr) möglich, die
zusammen mehr als 90 % aller Vitien ausmachen (s. Tab. 12).
Diejenigen Kinder, bei denen die Art eines Herzfehlers nicht
eindeutig geklärt werden kann, sind zur weiteren Diagnostik

Tabelle 12:
Symptome der wichtigsten angeborenen Herzfehler (nach dem 1. Lebensjahr)

	Zyanose	Systolisches Geräusch	Lungendurchblutung	Herzachse (EKG-Typ)	Kammerhypertrophie
Ventrikelseptumdefekt	(+)	+	↑	N	R + L
Offener Ductus arteriosus	−	+	↑	N − L	L*)
Vorhofsseptumdefekt	−	+	↑	**)	R
Fallot-Tetralogie	+	+	↓	R	R
Pulmonalstenose	−	+	N***)	N − R	R
Aortenisthmusstenose	−	(+)	N	N	L
Aortenstenose	−	+	N	N	L
Transposition der großen Arterien	+	−	↑	R	R
Trikuspidalatresie	+	−·	↓	L	L
Fehleinmündung aller Lungenvenen	(+)	(+)	↑	R − N	R

Es bedeuten:

+ = deutlich und konstant vorhanden
(+) = schwächer oder fakultativ vorhanden
− = nicht vorhanden
↑ = gesteigert
↓ = vermindert
N = normal
R = Rechts (-Typ im EKG oder -Hypertrophie)
L = Links (-Typ im EKG oder -Hypertrophie)

*) Bei sekundärer pulmonaler Hypertension bzw. im Spätstadium auch eine Rechtsherzhypertrophie.
**) Beim Vorhofsseptumdefekt vom Ostium-primum-Typ besteht im EGK ein überdrehter Linkstyp, bei Defekten vom Ostium-secundum-Typ kommen alle Lagetypen vor.
***) Nur bei hochgradiger Pulmonalstenose ist die Lungendurchblutung vermindert.

der Kardiologischen Ambulanz einer größeren Kinderklinik zu überweisen oder in ein Kardiologisches Zentrum zu verlegen. Bereits mit 4 dieser 5 Merkmale kann nach folgendem Schema eine Abgrenzung dieser häufigsten angeborenen Herzfehler erfolgen, wenn nacheinander die 4 Fragen beantwortet werden:
a) Liegt eine Zyanose vor?
b) Ist ein lautes systolisches Geräusch vorhanden?
c) Ist die Lungendurchblutung normal, vermehrt oder vermindert?
d) Wie ist die Lage der Herzachse (der EKG-Lagetyp)?
Die R-Zacken sind in den Extremitätenableitungen beim Linkstyp in I, beim Mitteltyp in II, beim Steiltyp in II und III und beim Rechtstyp in III am größten.

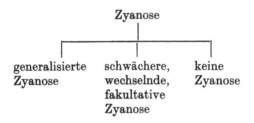

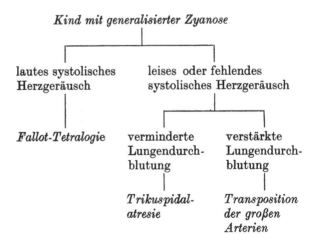

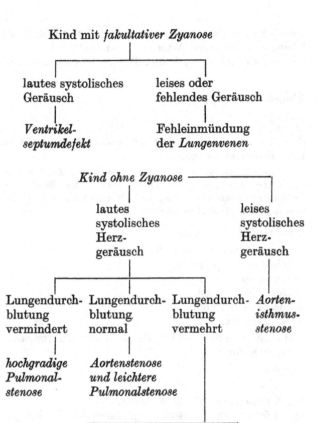

Kind mit *fakultativer Zyanose*

lautes systolisches Geräusch — leises oder fehlendes Geräusch

Ventrikelseptumdefekt — Fehleinmündung der *Lungenvenen*

Kind ohne Zyanose

lautes systolisches Herzgeräusch — leises systolisches Herzgeräusch

Lungendurchblutung vermindert — Lungendurchblutung normal — Lungendurchblutung vermehrt — *Aortenisthmusstenose*

hochgradige Pulmonalstenose — *Aortenstenose und leichtere Pulmonalstenose*

überdrehter EKG-Linkstyp — EKG-Normalo.-Linkstyp — EKG-Normalo.-Rechtstyp

Vorhofsseptumdefekt (Primum-Defekt) — *offener Ductus arteriosus* — *Vorhofsseptumdefekt (Sekundum-Typ)*

Jenseits der Neugeborenenperiode ist für den *offenen Ductus arteriosus* ein lautes systolisch-diastolisches (sog. Maschinen-) Geräusch charakteristisch.

Bei drei dieser Vitien gibt es außerdem charakteristische *Arterienpulse*, die diagnostisch wertvolle Hinweise sein können:

Starke Pulse (Pulsus celer et altus) – offener Ductus arteriosus,
Kleine Pulse an allen Arterien – Aortenstenose,
Kleine (oder fehlende) Femoralispulse – Aortenisthmusstenose.

Neugeborenenzyanose

Ursachen

Beim Neugeborenen sind *extrakardiale Störungen* die häufigsten
Ursachen einer Zyanose.

Physiologischerweise kann es in
den ersten Lebensstunden beim
Schreien zur Zyanose kommen, da
über den noch offenen Ductus arteriosus oder das Foramen ovale –
wie in der Fetalperiode – ein
Rechts-Links-Shunt besteht.

Extrakardiale Ursachen:
– Atemnotsyndrom (s. S. 64):
Fruchtwasseraspiration,
Atelektasen,
hyaline Membranen,
konnatale Pneumonie,
Pneumothorax.

– Hirnblutung (oder andere Formen einer geburtstraumatischen
Hirnschädigung).

– Sepsis.

– Polyglobulie:
durch materno-fetale Transfusion,
durch feto-fetale Transfusion (plethorischer Zwilling),

– Atembehinderung durch Fehlbildungen (s. S. 56):
Choanalatresie,
Robin-Syndrom,
schwere Laryngomalazie,
subglottische Hämangiome,
große Neugeborenenstruma,
tracheale Struma,
angeborene Trachealstenose,
Zwerchfellhernie.

Kardiale Ursachen:
– angeborene Herzfehler,
– angeborener a. v. Block (Sinusbradykardie unter 50–70/min),

- paroxysmale Tachykardie (Sinustachykardie über 180/min),
- Virusmyokarditis,
- Endokardfibroelastose.

Diagnostik

Nach *Bartel* sprechen folgende Symptomkombinationen beim Neugeborenen für eine kardial bedingte Zyanose:
a) frühzeitiges Auftreten einer Zyanose der Mundschleimhaut und der Zunge ohne Beeinflußbarkeit durch reine Sauerstoffatmung;
b) frühzeitiges Auftreten einer Zyanose, gefolgt von einer Dyspnoe (meist nach dem 1. Lebenstag);
c) Zyanose mit abgeschwächten peripheren Pulsen (Radialis- und/oder Femoralispuls), abweichende Blutdruckwerte;
d) Zyanose in Verbindung mit EKG- und/oder röntgenologischen Veränderungen am Herzen;
e) Zyanose und klinische Zeichen einer Herzinsuffizienz (Lebervergrößerung, Tachykardie, Tachy- und Dyspnoe, steiler Gewichtsanstieg = latente Ödeme).

Außerdem weisen solche Kinder fast immer eine Trinkschwäche auf. Das wichtigste Merkmal zur Abgrenzung kardialer und extrakardialer Ursachen ist der Einfluß der Beatmung mit reinem Sauerstoff, der klinisch beurteilt werden kann (Verschwinden einer extrakardial bedingten Zyanose durch 5 min Beatmung mit reinem Sauerstoff über Maske oder Haube) und durch Messung der Sauerstoffspannung (Bestimmung des pO_2 in arteriellem oder durch externe Hyperämie arterialisiertem Kapillarblut).

Darum wird in den „Empfehlungen zur Indikation dringlicher kardiologischer Diagnostik und Therapie im Säuglingsalter" (1973) darauf hingewiesen, daß ein Ausbleiben oder ein nur geringer Anstieg des pO_2 unter O_2-Atmung bei Neugeborenen mit einer Zyanose in hohem Maße auf eine komplette Transposition der großen Gefäße – das häufigste primär zyanotische Vitium – verdächtig sei. Bei pO_2 < 35 Torr besteht danach eine hochgradige, bedrohliche Hypoxie, die eine sofortige Verlegung in ein kardiologisches Zentrum (Univ.-Kinderkliniken Berlin, Leipzig oder Halle, Kinderklinik der Medizinischen Akademie Erfurt) zur dringlichen operativen Therapie (atriale Septostomie nach *Rashkind*) notwendig macht.

Mit dem folgenden Schema (modifiziert nach *Bartel*) ist eine Abgrenzung der 10 wichtigsten zyanotischen Vitien des Neugeborenen möglich:

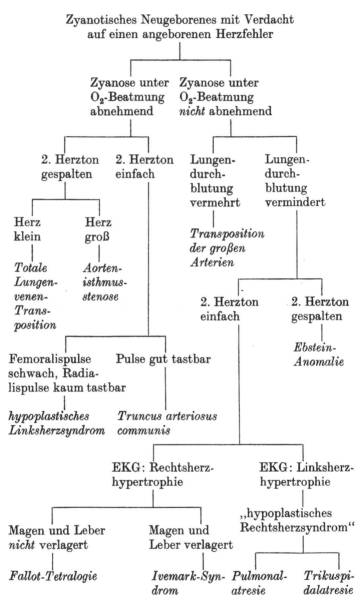

Zyanotisches Neugeborenes mit Verdacht
auf einen angeborenen Herzfehler

Zyanose unter
O_2-Beatmung
abnehmend

Zyanose unter
O_2-Beatmung
nicht abnehmend

2. Herzton
gespalten

2. Herzton
einfach

Lungen-
durch-
blutung
vermehrt

Lungen-
durch-
blutung
vermindert

Herz
klein

Herz
groß

*Transposition
der großen
Arterien*

*Totale
Lungen-
venen-
Trans-
position*

*Aorten-
isthmus-
stenose*

2. Herzton
einfach

2. Herzton
gespalten

*Ebstein-
Anomalie*

Femoralispulse
schwach, Radia-
lispulse kaum tastbar

Pulse gut tastbar

*hypoplastisches
Linksherzsyndrom*

*Truncus arteriosus
communis*

EKG: Rechtsherz-
hypertrophie

EKG: Linksherz-
hypertrophie

,,hypoplastisches
Rechtsherzsyndrom''

Magen und Leber
nicht verlagert

Magen und
Leber verlagert

Fallot-Tetralogie

*Ivemark-Syn-
drom*

*Pulmonal-
atresie*

*Trikuspi-
dalatresie*

124

Herzgeräusche spielen bei Neugeborenen noch keine diagnostische Bedeutung, da sie häufig erst später auftreten (oder auch verschwinden) können.
Als Folge eines angeborenen Herzfehlers kann es schon im frühen Säuglingsalter zu einer Polyglobulie kommen, die gleichfalls als diagnostischer Hinweis gedeutet werden kann und ihrerseits nach Überschreiten gewisser Grenzwerte thromboembolische Komplikationen verursachen kann.

In der bereits zitierten „Empfehlung" wurden als Grenzwerte, bei denen zur Abwehr solcher Komplikationen bei zyanotischen Vitien mit verminderter Lungendurchblutung eine aorto-pulmonale Shunt-Operation zu erwägen ist, eine Polyglobulie von > 6,0 Mill. Erythrozyten/mm^3 und > 20,0 g % Hämoglobin angegeben.

Die seltene *metabolisch-toxische Zyanose* tritt vor allem bei Neugeborenen und jungen Säuglingen als *Methämoglobinämie* auf, ausgelöst durch
– nitrathaltiges Brunnenwasser (wenn daraus eine Trockenmilchfertignahrung zubereitet wird);
– Anilin (frische Wäschefarbe in Kleidungsstücken und Bettwäsche);
– Phenazetin, Sulfonamide, Nitrobenzol und andere Pharmaka.
Die Kinder sind auffällig grau zyanotisch und weisen weder eine stärkere Dyspnoe noch kardiale Symptome auf. Unter O$_2$-Beatmung keine Änderung. Das Venenblut ist schokoladenbraun und wird auch beim Schütteln an der Luft nicht rot. Die Diagnose wird gesichert durch den Nachweis des Methämoglobins im Blute oder – ex juvantibus – aus dem prompten therapeutischen Effekt der i. v. Gabe einer 1-%-Methylenblaulösung oder von Vitamin-C-Lösung.

2.10. Schwellungen

Plötzlich auftretende Schwellungen fallen meist auch den Eltern oder Pflegepersonen sofort auf, während eine langsam an Größe zunehmende Veränderung leichter übersehen werden kann, vor allem dann, wenn sie nicht schmerzt.
Bekanntlich ist die Schwellung eines der vier Kardinalsymptome einer Entzündung. Im Kindesalter sind in der Regel entzünd-

liche Prozesse die häufigste Ursache einer umschriebenen Schwellung. Daneben können jedoch auch angeborene Fehlbildungen, z. B. Zysten, gut- und bösartige Tumoren sowie funktionell bedingte Hyperplasien verschiedener Organe, Speicher- oder Stoffwechselkrankheiten die Ursache solcher Schwellung sein.

Beachte: Bei zunächst für unspezifisch entzündlich gehaltenen Schwellungen, die auf entsprechende antibiotische Behandlung nicht ansprechen, muß auch an einen gut- oder bösartigen Tumor gedacht und dieser Verdacht geklärt werden, während spezifische Entzündungen (u. a. Tuberkulose, Lues, Aktinomykose) heute nur noch sehr selten vorkommen und daher kaum noch in Erwägung zu ziehen sind.

Im allgemeinen kann ein tumoröser Prozeß nur durch eine histologische Untersuchung sicher nachgewiesen oder ausgeschlossen werden, wenn auch gelegentlich schon bestimmte klinische und röntgenologische Zeichen fast sichere diagnostische Hinweise geben.

Entzündung

Für eine entzündliche Genese sprechen:

– *Fieber* (vgl. S. 29), vor oder während des Auftretens der Schwellung;

– lokale *Wärme* und *Rötung* im Bereich der Schwellung;

– deutliche *Schmerzhaftigkeit* der Schwellung, während der übrige Palpationsbefund häufig keine weitere Abgrenzung erlaubt;

– stärkere *BSG-Beschleunigung* (vgl. S. 34);

– *Leukozytose*;

– *Linksverschiebung* im Differentialblutbild;

– entzündliche Veränderungen im Serum-*Elektropherogramm*

Tumorverdacht

Das völlige Fehlen dieser Kriterien läßt am ehesten an eine Zyste oder einen gutartigen Tumor denken, deren Wachstumsgeschwindigkeit meist nicht sehr groß ist, während bei den rascher wachsenden malignen Tumoren auch unterschiedlich starke Entzündungsreaktionen vorkommen oder durch Zerfallsprodukte der Geschwulst vorgetäuscht werden können. Grundsätzlich sind bei jedem Tumorverdacht außer der *diagnostischen Exzision* (möglichst aus dem Zentrum der verdächtigen Schwellung) auch

eine *Thoraxröntgenaufnahme* und *Röntgenaufnahmen des gesamten Skeletts* zur Suche nach Metastasen oder tumorbedingten Knochendestruktionen sowie
eine *Knochenmarkspunktion* (zum Ausschluß einer Leukose oder von Tumorgeneralisierungen) anzufertigen.
Entsprechend der Vielzahl der am Kopf und Hals sowie im Abdomen in enger anatomischer Nähe vorkommenden Gebilde kann hier die Differentialdiagnose besonders schwierig werden.

2.10.1. Schwellungen im Gesicht

Schwellungen der Augenlider
Schwellungen des besonders lockeren Bindegewebes der Augenlider führen zu *Lidödemen,* die vorwiegend bei
Nephrose,
Nephritis,
Eiweißmangel,
Überwässerung (zu reichliche Infusionen!),
Sinusitis ethmoidalis (Siebbeinentzündung),
Sinusitis frontalis vorkommen, selten auch bei Zelen oder Tumoren der Nasennebenhöhlen oder der Orbita.
Die Diagnostik sollte bei Lidödemen in jedem Falle eine
Messung der Urinausscheidung,
Eiweiß im Urin und Sedimentuntersuchung,
Blutdruckmessung,
Serumharnstoff, -kreatinin und -eiweiß,
Elektrophorese,
Hämatokrit,
Röntgenaufnahme der Nasennebenhöhlen umfassen.

Schwellungen vor dem Ohre
Sie gehören am häufigsten der Gl. Parotis an, können aber auch durch eine Schwellung der präaurikulären Lymphknoten (vgl. S. 131) oder durch eine umschriebene Osteomyelitis (Zygomatizitis, fortgeleitet von einer eitrigen Otitis media oder Mastoiditis) bzw. tumoröse Knochenprozesse bedingt sein.
Parotisschwellungen weisen oft eine teigige Beschaffenheit auf und können bis unter das Ohrläppchen reichen und dieses etwas anheben.

Die häufigsten Ursachen sind:
Parotitis epidemica (Mumps);
andere (seltene) Virusparotitiden (durch Zytomegalie-, Adeno-,
Coxsackie- und Herpesviren);
eitrige (bakteriell bedingte), u. U. auch abszedierende Parotitis;
chronisch rezidivierende Parotitis (u. a. bei Speichelgangektasien
und Sialolithiasis);
benigne Tumoren (Hämangiome);
semimaligne Tumoren (sog. Parotismischtumor).

Die gleichzeitige Schwellung von Tränendrüsen und Parotis bei Leukosen, Retothelsarkom und Lymphogranulomatose wird auch als *Mikulicz*-Syndrom bezeichnet.

Die genannten Erkrankungen können statt der Parotis – wesentlich seltener – auch die anderen Kopfspeicheldrüsen betreffen, die Gl. submandibularis und die Gl. sublingualis. Dann sind differentialdiagnostisch ebenfalls regionäre Lymphknotenschwellungen und eine Mundbodenphlegmone abzugrenzen.
Bei chronischen oder rezidivierenden Schwellungszuständen der Speicheldrüsen ist eine Kontrastdarstellung, die Sialographie indiziert.

Schwellungen hinter den Ohren
Sie können durch Lymphknotenvergrößerung oder durch eine Mastoiditis bedingt sein. Die *retroaurikuläre Lymphadenitis* geht meist von einer diffusen Otitis externa oder einem Gehörgangsfurunkel aus, die *Mastoiditis* von einer Otitis media. Außerdem ist bei letzterer die Ohrmuschel meist abstehend oder nach unten verdrängt und – im typischen Fall – die hintere obere Gehörgangswand vorgewölbt (sog. ,,Senkung") bei der Otoskopie sichtbar. Die klinische Abgrenzung von Mastoiditis und Lymphadenitis kann schwierig sein, Röntgenspezialaufnahmen des Mastoids sind bei älteren Kindern für die Abklärung nützlich, ihr Wert bei Säuglingen wird unterschiedlich beurteilt.

Schwellungen im Wangenbereich.
Sie sind bei Säuglingen dringend verdächtig auf die bedrohliche, durch ˙Staphylokokken hervorgerufene *Oberkieferosteomyelitis* (früher fälschlich als sequestrierende Zahnkeimentzündung bezeichnet), für die septische Temperaturen, Rötung und Schwellung des Alveolarfortsatzes und von Teilen des harten Gaumens

sowie frühzeitige Fistelbildung typisch sind. Bei älteren Kindern lassen solche Wangenschwellungen an einen *odontogenen subperiostalen Abszeß* denken, die sog. Parulis, die meist mit Fieber und starken Schmerzen verbunden ist. Außerdem können*Nasenfurunkel* bei Kindern jeden Alters eine solche Schwellung im Wangenbereich verursachen.

Schwellungen im Bereich des Mundbodens
Sie sind häufig die Folge phlegmonöser oder abszedierender Entzündungen, die klinisch oft ziemlich foudroyant verlaufen und stets ein ernstes Krankheitsbild darstellen. Entsprechend den durch Faszien abgegrenzten Bindegewebsräumen können nach ihrer Lokalisation Zungen-, Zungengrund- und Sublingual-, Submandibular- und Submentalabszesse unterschieden werden (zusammenfassend oft als *Mundbodenphlegmone* bezeichnet). Sie sind abzugrenzen von (in fallender Häufigkeit):
– Lymphadenitis;
– Hämangiomen;
– Lymphangiomen;
– Sialoadenitis sublingualis;
– Zysten, im einzelnen von:
Ranula, angeborene sublinguale Schleimzyste;
Retentionszysten, der Gl. sublingualis;
Zysten im Zungengrund oder Mundboden in der Medianlinie, die von Resten des Ductus thyreoglossus ausgehen.
Die Unterscheidung ist meist aufgrund des Inspektions- und Palpationsbefundes möglich.

2.10.2. Schwellungen am Halse

Ursachen (vorwiegend)
– Lymphknotenvergrößerung (s. S. 131);
– Schilddrüsenvergrößerung (Struma);
– mediane und laterale Halszysten;
– gutartige Tumoren (Hämangiome, Lymphangiome, Fibrome, Lipome, Neurinome, Chondrome und Geschwülste aus den Resten embryonaler Kiemengänge).

Durch ihre Lokalisation (Lymphknoten an der Halsseite, Schilddrüse an der Halsvorderseite) sind erstere leicht zu unterscheiden.

Zysten, die auch oft mit angeborenen Fisteln kombiniert sind, besitzen meist eine parallelastische Beschaffenheit und lassen sich palpatorisch besonders gut abgrenzen, solange nicht sekundäre Infektionen oder vergebliche Resektionsversuche zu Vernarbungen der Umgebung führen. Mediane Halszysten finden sich meist im Kehlkopfbereich, Dermoidzysten dagegen im Jugulum oder über dem Zungenbein und laterale Halszysten beiderseits im Verlaufe des M. sternocleidomastoideus.

Die bereits erwähnten Tumoren können in sehr vielfältiger Lokalisation, Konsistenz und Größe auftreten, so daß ihre Abklärung die größten Schwierigkeiten machen kann.

Eine *Struma* kommt – als extreme Variante der physiologischen Schilddrüsenvergrößerung – am häufigsten bei Neugeborenen (*Struma conanta*) und bei Mädchen in der Pubertät (*Pubertätsstruma*) vor.
Nach *Hunziker* können folgende Grade einer Struma unterschieden werden:
  0 = nicht palpierbare und nicht sichtbare Schilddrüse;
  I = Schilddrüse nur palpierbar, nicht sichtbar;
  II = Schilddrüse palpierbar und gut sichtbar;
  III = Struma schon auf die Entfernung deutlich sichtbar.

Grundsätzlich kann eine Struma sowohl bei normaler Schilddrüsenfunktion als auch bei Über- oder Unterfunktion vorkommen. Die Unterscheidung zwischen euthyreoter, hypo- und hyperthyreoter Struma ist von entscheidender therapeutischer Konsequenz. Darum muß bei jeder Struma jenseits des Neugeborenenalters eine genaue Funktionsdiagnostik durchgeführt werden, die um so wichtiger deshalb ist, weil nach Einleitung der Behandlung keine exakte Beurteilung der Funktionswerte mehr möglich ist.

Folgende Strumaformen kommen auch bei Kindern vor:
Endemischer Kretinismus (durch geographisch bedingten Jodmangel): Struma meist euthyreot, seltener (später) hypothyreot, anfangs diffuse, später oft knotige Schilddrüsenschwellung

Genetisch bedingte
Jodverwertungsstörungen:
anfangs euthyreot,
später oft hypothyreot.

Beim *Pendred*-Syndrom ist eine genetisch bedingte Struma mit Hörstörung kombiniert.

Beachte: *Beim* *konnatalen* *Myxödem* = *angeborene* *Hypothy-*
reose (*der häufigsten kindlichen Schilddrüsenfunktionsstörung*)
(*vgl. S. 207*) *kommt eine Struma normalerweise nicht vor, eine*
ektopische Hypoplasie = *Zungengrundstruma ist oft nur szinti-*
graphisch, nicht palpatorisch nachweisbar.

Basedow-Struma (Hyperthyreose): bei Knaben noch seltener
als bei Mädchen vorkommend, diffuse, weiche, schwammartige
Schilddrüsenvergrößerung, in 1/3 der Fälle auch mit auskultier-
barem Schwirren. Klinisch kombiniert mit Zeichen der Schild-
drüsenüberfunktion: Exophthalmus, motorische und vegetative
Übererregbarkeit, psychische Labilität, Tachykardie und Blutdrucksteigerung.

Sonstige Strumen:
Thyreoiditis,
toxische Adenome (Hyperthyreose),
Schilddrüsenkarzinome (Struma maligna).

Funktionsdiagnostik der Schilddrüse:
Achillessehnenreflexzeit (Normwerte im Kindesalter (*Imbach*)
kürzer als beim Erwachsenen).
Bestimmung des PBJ (proteingebundenes Jod) im Serum.
Von den Radioisotopenuntersuchungen sollen bei Kindern vor-
wiegend die In-vitro-Teste Anwendung finden:
T_3-Test (Trijodthyronin-Bindungskapazität = *Hamolsky*-Test);
T_4-Test (Bestimmung des freien Thyroxins);
(statt T_3- und T_4-Test auch ETR-Test möglich);
Thyreotropinbestimmung (evtl. nach TRH-Stimulation).

Eine *Schilddrüsenszintigraphie* ist im Kindesalter nur indiziert:
a) bei Verdacht auf eine Zungengrundstruma,
b) bei einer Knotenstruma zur Abgrenzung ,,heißer Knoten''
(Adenome) von ,,kalten Knoten'' (Zysten oder Tumoren),
c) bei Verdacht auf ein sog. metastasierendes Schilddrüsen-
karzinom (Metastasierung in die Lunge!).

2.10.3. Lymphknotenschwellungen

Eine große Zahl von Lymphknoten findet sich im Bereich von
Kopf und Hals, so daß hier – wie bereits wiederholt erwähnt –
auch Lymphknotenschwellungen am häufigsten beobachtet werden.

Ursachen

Zu unterscheiden sind grundsätzlich
a) regionäre Lymphknotenvergrößerung infolge lokaler Prozesse und
b) Lymphknotenschwellungen bei generalisierten Erkrankungen des lymphatischen Systems.
Erstere Erkrankungen sind viel häufiger und meist harmloser als diejenigen aus der bedeutungsvolleren zweiten Gruppe. In beiden Gruppen kommen jedoch prognostisch günstigere entzündliche Veränderungen vor und maligne Prozesse mit zweifelhafter Prognose (Tumoren und Hämoblastosen).
Regionäre Lymphknotenschwellungen treten in unterschiedlicher Größe und verschiedenen Schweregraden bis zur abszedierenden (eitrigen) Lymphadenitis auf. Ihre Lokalisation gibt wichtige Hinweise auf den Sitz der Primärerkrankung:

Ort der Lymphknotenschwellung	Sitz der Primärerkrankung
Vor dem Ohr (präaurikulär):	Stirn, Gesicht, Gehörgang
Hinter dem Ohr (retroaurikulär)	Gehörgang, Schläfenbereich
Im Nacken (nuchal):	Kopfhaut
Hinter dem Rande des M. sternocleidomastoideus:	Nasen-Rachenraum (Adenoide)
Am Kieferwinkel (angulär)	Mesopharynx und Tonsillen
Am Unterkiefer (submental):	Gesicht, Zahnfleisch, Zähne
Oberhalb des Schlüsselbeins (supraclavikulär):	Mediastinum
Axillär:	Thoraxwand und obere Extremität
In der Leistenbeuge (inguinal):	Bauchhaut und untere Extremität

Beachte: Inguinale Lymphknotenvergrößerungen können leicht mit Hernien, Hydrozelen, Leistenhoden oder einem prolabierten Ovar verwechselt werden.

132

In bestimmten Altersgruppen weisen bis zu 50 % aller Kinder regionäre Lymphknotenschwellungen im Halsbereich als Folge rezidivierender Anginen und Nasen-Rachen-Infekte auf. Die schwierige ärztliche Aufgabe besteht darin, aus dieser großen Zahl von Kindern diejenigen herauszufinden, bei denen ein lokaler maligner oder spezifisch-entzündlicher Prozeß die Ursache der Lymphknotenvergrößerung darstellt oder eine generalisierte maligne Erkrankung besteht.

In Frage kommen u. a. nachstehende Lymphknotenprozesse:

Generalisierte Erkrankungen:
Polymikroadenie (bei rezidivierenden Infekten),
infektiöse Mononukleose,
Röteln,
Leukose,
Retikulose,
Lymphogranulomatose,
Histiozytose X
(*Abt-Letterer-Siwe,*
Hand-Schüller-Christian),
Toxoplasmose,
Erythematodes,
Bruzellose,
Katzenkratzkrankheit,
Tularämie,
Tuberkulose
Lues.

Lokale Reaktionen bei:
akuter Tonsillitis,
chronischer Tonsillitis,
Tonsillenhyperplasie,
Rachenmandelhyperplasie,
Peritonsillarabszeß,
Intertrigo,
Pyodermie,
superinfiziertem Ekzem,
entzündlichen Zahn- und Zahnfleischerkrankungen,
abszedierender Lymphadenitis,
Pockenimpfreaktion,
Lymphknotenmetastasen,
Lymphosarkom.

Untersuchungsgang

Anamnese:
Seit wann Lymphknotenvergrößerung (wie schnell gewachsen)?
Vorangehende Erkrankungen, weitere Beschwerden, Fieber?
Tierkontakt oder Genuß roher Milch (als mögliche Infektionsquelle)?

Allgemeinuntersuchung:
Exanthem, eitrige Hautveränderungen, Milz- oder Lebervergrößerung, sonstige pathologische Befunde.

Tastbefund:
Lymphknotenschwellung lokalisiert oder generalisiert. Konsistenz der Lymphknoten: weich, teigig, derb, hart, homogen oder knotig, mit glatter oder höckriger Oberfläche, schmerzhaft oder nicht schmerzend?
Größe der Lymphknoten, Verschieblichkeit und Abgrenzbarkeit von der Umgebung, Wärme oder andere Entzündungszeichen.
Beachte: Indolente, derbe, höckrige, miteinander verbackene und schlecht verschiebliche Lymphknoten sind besonders verdächtig auf einen malignen Prozeß.

HNO-Untersuchung:
Ausgangspunkt der Erkrankung nachweisbar?

Hämatologie:
Ganzes Blutbild: bei gleichzeitiger Anämie und/oder Leukopenie oder Leukozytose und/oder Thrombozytopenie ist wegen dringenden Leukoseverdachtes auf jeden Fall eine Knochenmarkspunktion angezeigt.

Bakteriologie:
Rachenabstrich, Wundsekret, Eiter oder Punktat.

*Serologie: Paul-Bunnel-*Test,
*Sabin-Feldmann-*Test und Toxoplasmose-KBR,
Röteln-Hämagglutinationshemmtest,
Bruzellose-Agglutinationsreaktion,
Luesserologie.

Sonstiges: Tuberkulintestung, LE-Zellen-Suche.

Röntgenuntersuchung:
Lokale Verkalkungen;
Thoraxaufnahme: Tb-Verdacht, Mediastinalverbreiterung, intrapulmonale Veränderungen (Metastasen);
Skelettaufnahmen: lokale Destruktionen, Metastasen;
Lymphographie: zur Darstellung vor allem der retroperitonealen Lymphknoten.

Histologie:
Bei jeder deutlichen Lymphknotenvergrößerung, die trotz adäquater antibiotischer Therapie länger als 2–4 Wochen unverändert bestehen bleibt, ist eine diagnostische Exzision zur histologischen Klärung angezeigt (Material der exzidierten Lymphknoten möglichst auch gleichzeitig zur bakteriologischen Untersuchung geben).

134

2.10.4. Schwellungen des Abdomens

Bei jeder Routineuntersuchung eines Kindes muß das Abdomen
sorgfältig inspiziert und palpiert werden, um die nicht seltenen
Tumoren möglichst frühzeitig zu erkennen und behandeln zu
können. Außerdem sind stets die Bruchpforten zu kontrollieren,
nach Hernien oder einem Kryptorchismus zu fahnden.

Ursachen

Auftreibungen des Oberbauches können die Folge einer Leber-
oder Milzvergrößerung sein (vgl. S. 138).
Schwellungen des gesamten Abdomens können bedingt sein durch
– Luft (bei Meteorismus, Dyspepsie oder Ileus, vgl. S. 48);
– Flüssigkeiten (Aszites, bei Nephrose und Leberzirrhose);
– Stuhlverhaltung (vgl. S. 86);
– abnorme Schlaffheit der Bauchdecken (Hypothyreose, Ra-
  chitis, Bauchdeckenaplasiesyndrom/*Obrinsky*-Syndrom).

Besonders zu beachten ist jedoch der Nachweis eines *lokalisierten Tumors* (nicht mit retinierten Stuhlmassen oder einer gefüllten Harnblase verwechseln! Gegebenenfalls kurzfristige Befund-
kontrollen!) Ihrer Häufigkeit nach kommen in erster Linie als
Ursachen in Frage:

Intraperitonealer Tumor:	*Retroperitonealer Tumor:*
Choledochuszyste,	Hydronephrose,
Metastasenleber,	Nephroblastom (*Wilms*-Tumor),
Magen-Darm-Tumor,	Neuroblastom (Sympathikogoniom),
primärer Lebertumor,	Zystennieren,
Ovarialtumor.	Lymphknotentumoren,
	Pankreaszyste,
	Teratom.

Seltene Ursachen abdominaler Tumorbildungen können u. a. sein:
Ganglioneurinom,
Phäochromozytom,
Nebennierenrindentumoren (Adenom und Karzinom),
Magen-Darm-Duplikaturen,
Trichobezoar.

Untersuchungsgang

Palpation:
Dabei ist besonders die Lokalisation zu beachten (Ober-, Mittel-
oder Unterbauch, rechts, links oder in der Mitte, oberflächlich
oder in der Tiefe gelegen), die Größe und Konsistenz (derb oder
weich, gleichmäßig oder knotig, mit Fluktuation, mit glatter
oder höckriger Oberfläche) und die Atemverschieblichkeit. Zu
prüfen ist weiterhin, ob die Geschwulst von umgebenden Organen (Milz, Niere, Kolon im linken, Leber, Gallenblase, Niere im
rechten Oberbauch, Harnblase im Unterbauch) abgrenzbar ist.

Weiter sind bei jedem Abdominaltumor unbedingt folgende
Untersuchungen nötig:
Urinanalyse
Röntgenübersichtsaufnahmen des Abdomens (Verkalkungen, Aus-
dehnung des Tumorschattens, Verdrängung von Nachbarorganen)
i.v. Pyelogramm (Verlagerung oder Deformierung der Nieren,
des Pyelon oder der Harnleiter, Hydronephrose, Harnabfluß-
störungen, Fehlbildungen).

Wenn sich dabei dringende Hinweise auf ein malignes Gesche-
hen ergeben, vor allem einen *Wilms*-Tumor, ist die sofortige
Operation indiziert, und durch das Abwarten weiterer Untersuchungsergebnisse sollte kein Zeitverlust entstehen.
Bei Verdacht auf eine Hydronephrose müssen Blutdruck,
Serumharnstoff- und -kreatinin, Nierenfunktionsproben, Nieren-
szintigraphie und evtl. eine retrograde Pyelographie angeschlos-
sen werden, bei Verdacht auf ein Neuroblastom die Knochenmarkspunktion, Röntgenaufnahmen des Schädels, des Thorax
und des übrigen Skelettes zur Metastasensuche sowie eine Bestimmung der Katecholaminausscheidung im 24-Stunden-Sam-
melurin.
Über Wert und Notwendigkeit angiographischer Untersuchungen bei raumfordernden intraabdominellen Prozessen bestehen
noch keine einheitlichen Vorstellungen.
Von besonderer Wichtigkeit für die Entscheidung, ob eine primäre Operation erfolgen soll oder nicht, ist die Abgrenzung von
Nephro- und Neuroblastomen. Wichtige differentialdiagnostische Kriterien sind nachstehend tabelliert:

	Nephroblastom (Wilms-Tumor)	Neuroblastom (Sympathikogoniom)
Prädilektionsalter	2.–4. Lebensjahr	1.–2. Lebensjahr
Allgemeinbefinden	meist gut (solange keine Metastasierung erfolgte)	meist stärker beeinträchtigt
Blutdruck	häufig erhöht	normal
Hämaturie und/oder Albuminurie	oft	fehlt
Tumorbegrenzung	glatt	höckrig
Beweglichkeit	meist vorhanden	fehlt
i. v. Pyelogramm	vorwiegend Spreizung und Deformierung der Nierenbeckenkelche	vorwiegend Verlagerung der Niere nach seitlich und unten
Tumorverkalkungen (Röntgen-Abdomen-Übersicht)	selten	häufig
Paravertebraler Spindelschatten im Röntgenbild	fehlt	nicht selten
Katecholamin-Ausscheidung im Urin	normal	erhöht
Tumorzellen im Knochenmark	fehlen	häufig nachweisbar
Metastasierung: Zeitpunkt	spät	früh, oft als erste Symptomatik
Metastasen vorwiegend in	Lunge	Leber, Lymphknoten, Haut, Skelett
Zahl der Metastasen	meist solitär	meist multipel

2.10.4.1. Lebervergrößerung

Ursachen

Die *Hepatitis infectiosa* ist die häufigste Ursache einer vergrößerten Leber im Kindesalter. Bei dieser Erkrankung ist die Leber in etwa 60 % der Fälle vergrößert tastbar, ein Ikterus (vgl. S. 106) dagegen nur in etwa 20 % nachweisbar. Laboruntersuchungen stützen die klinische Verdachtsdiagnose:
Serum: Transaminasenerhöhung GPT 100 %, GOT 97 %;
Bilirubinerhöhung 45 %.
Urin: Urobilinogenvermehrung 90 %;
Urobilinvermehrung 70 %;
Bilirubinurie 11 %.

Weitere Ursachen einer Lebervergrößerung können sein u.a.:

Isolierte Lebervergrößerung:	*Leber- und Milzvergrößerung*
Chronische Hepatitis,	infektiöse Mononukleose,
Stauungsleber bei	Leukose,
– Vitium cordis congenitum,	portale Hypertension,
– Myokarditis,	Speicherkrankheiten.
Leberzirrhose,	
Leberabszesse,	
Lebertumoren.	

Eine Leberzirrhose oder eine Pfortader- bzw. Milzvenenthrombose können zur Ausbildung von Oesophagusvarizen und bedrohlicher Hämatemesis führen, darum sollte in solchen Fällen stets eine Kontrastdarstellung des Öesophagus erfolgen.
Der weitere Untersuchungsgang ist bereits unter dem Symptom Ikterus beschrieben worden (vgl. S. 109).

2.10.4.2. Milzvergrößerung

Zur Fahndung nach einer vergrößerten Milz müssen die Kinder in Rücken- (oder linker Seiten-) Lage bei ruhiger Atmung und entspannten Bauchdecken untersucht werden. Nur eine krankhaft vergrößerte Milz ist unter dem linken Rippenbogen tast-

bar Eine akut vergrößerte Milz ist meist weich, glatt, druckempfindlich oder schmerzhaft, ein chronischer Milztumor in der Regel derber, mit scharfer Kante und indolent. Chronische Milzvergrößerungen können erhebliche Ausmaße erreichen und evtl. bis ins kleine Becken herabreichen, das trifft vor allem für chronische Hämoblastosen und Speicherkrankheiten zu.
Zur Abgrenzung zwischen einer vergrößerten Milz oder einer vergrößerten linken Niere kann in Zweifelsfällen ein i. v. Pyelogramm beitragen.

Die Milz als größtes Organ des RHS reagiert auf vielfältige Allgemeinkrankheiten mit einer Größenzunahme, so bei
– vielen Infektionskrankheiten;
– hämatologischen Erkrankungen, vor allem hämolytischen Prozessen und malignen Hämoblastosen;
– Leberkrankheiten;
– Speicherkrankheiten.

Ursachen (wichtigste)

Infektionen:
Infektiöse Mononukleose,
Salmonellosen (Typhus und Paratyphus),
Sepsis,
(selten bei) Hepatitis infectiosa,
Röteln.
Hämolytische Anämien (vgl. S. 91).
Hämoblastosen:
akute Leukose,
chronische Myelose,
Lymphogranulomatose (*Hodgkin*),
maligne Retikulose.
Beachte: Im Säuglingsalter können auch unspezifische rezidivierende Infekte zu einer Milzvergrößerung führen.

Seltenere Ursachen einer Milzvergrößerung sind:
– Infektionen:
Toxoplasmose,
Leptospirosen,
Bruzellosen,
Malaria,
Lentasepsis (bakterielle Endokarditis);

- Morbus *Still*;
- Sarkoidose;
- portale Hypertension infolge Milzvenen- oder Pfortader-thrombose oder durch Tumoren im Bereich der Leberpforte;
- Osteomyelofibrose;
- *Banti*-Syndrom (mit Leberzirrhose und Anämie durch splenogene Markhemmung);
- Speicherkrankheiten (Morbus *Gaucher*, Morbus *Niemann-Pick* u.a.).

Untersuchungsgang

Die Diagnostik (vgl. auch Differentialdiagnose des Ikterus – S. 109 –, der Lebervergrößerung – S. 138 – und der Lymphknotenvergrößerung – S. 132) sollte folgende Untersuchungen umfassen:

Retikulozytenzählung,
Price-Jones-Kurve
osmotische Resistenz
der Erythrozyten } zum Ausschluß eines hämolytischen Prozesses

Blutkultur,
Paul-Bunnel-Reaktion,
Rachenabstrich,
bakteriologische Stuhl-untersuchung
*Widal*sche Reaktion (Typhus, Paratyphus, Morbus *Bang*), } zum Ausschluß septisch-infektiöser Ursachen

Knochenmarkspunktion. zum Ausschluß einer Hämoblastose

In besonderen Fällen auch:
Milzszintigraphie
Angiographie (Spleno-portographie). Verdacht auf portale Hypertension

2.10.5. Gelenkschwellungen

In der Reihenfolge des Auftretens werden folgende Gelenke bei Kindern am häufigsten von Schwellungen betroffen:

Kniegelenk,
Sprunggelenk,
Handgelenk,
kleine Fingergelenke,
Hüftgelenk,
Ellenbogengelenk,
Schultergelenk.

Ursachen

Häufigste Ursachen einer solchen Gelenkschwellung sind:
Infektarthritis,
Rheumatoid-Arthritis,
Gelenkblutung bei Hämophilie,
Purpura *Schönlein-Henoch*,
akutes rheumatisches Fieber (vgl. S. 31),
eitrige Arthritis,
sympathischer Erguß bei gelenknaher Osteomyelitis,
traumatische Gelenkblutung (ohne hämorrhagische Diathese),
Morbus *Wissler*,
Morbus *Still*.

Seltene Ursachen einer Gelenkschwellung im Kindesalter sind:
Sarkome und andere bösartige Tumoren,
Chondromatose,
Arthritis tuberculosa,
Arthritis gonorrhoica,
Arthritis luica,
Arthritis urica (Gicht),
Osteochondrosis dissecans,
Erythematodes,
Arthrosis deformans.

Jeder Gelenkschwellung kann eine Kapselschwellung oder ein
Erguß zugrunde liegen. Bei einem Kniegelenkserguß ist das
Phänomen der tanzenden Patella nachweisbar, an anderen Gelenken ist die Unterscheidung von Erguß und Kapselschwellung
schwieriger. Der sichere Nachweis eines Ergusses und seine Art-
diagnose (seröses oder eitriges Exsudat, Blut) ist nur durch eine
Gelenkpunktion möglich, die vor allem bei ernsthaftem Ver-

dacht auf eine eitrige Arthritis indiziert ist. Sie sollte dann mit einer bakteriologischen und zytologischen Untersuchung des Punktates kombiniert werden.

Untersuchungsgang

Anamnese:
Gingen ein Trauma oder eine Dauerbelastung voraus?
Traten bereits früher an diesem oder anderen Gelenken solche Schwellungen auf?
Gingen eine Angina oder ein Infekt der oberen Luftwege voraus? Bestand Fieber?
Ist bei dem Patienten oder in seiner Familie eine Bluterkrankheit bekannt?

Klinische Untersuchungen:
Es ist vor allem nach einem Exanthem, nach Milz-, Leber- oder Lymphknotenschwellungen zu suchen.

Laboruntersuchungen:
Folgende zusätzliche Untersuchungen sollten durchgeführt werden:

AST (Antistreptolysintiter), CRP (C-reaktives Protein), Eiweißzucker, Rheumafaktoren, Latextest, *Svartz-Schlossmann*-Reaktion,	zur Klärung, ob ein akuter oder chronischer rheumatischer Prozeß vorliegt
Gerinnungsuntersuchungen (vgl. S. 180).	zum Ausschluß einer hämorrhagischen Diathese

Röntgenuntersuchungen:
Röntgenaufnahmen des Gelenkes in 2 Ebenen.
Bei ungeklärten Gelenkschwellungen sollten weiterhin evtl. untersucht werden:

Serum-Harnsäure, Serum-Cholesterin, großes Blutbild, Blutkultur, Suche nach LE-Zellen, Tuberkulin-Testung,	Lues-Reaktionen, konsiliarische Beratung durch einen Orthopäden oder Chirurgen, Kontrastmittel-Arthrographie, Synovialis-Biopsie.

2.11. Bewußtseinsstörungen

Störungen des Bewußtseins können alle Grade zwischen der leichtesten und schwersten Form annehmen.

Schweregrade
Apathie – eingeengtes Bewußtsein mit allgemeiner motorischer und sensorischer Verlangsamung, Teilnahmslosigkeit und Schwerbesinnlichkeit.
Somnolenz – starke Schläfrigkeit, teils mit Desorientierung, die Kinder sind aber noch jederzeit erweckbar.
Sopor (Präkoma) Tiefschlaf, aus dem die Kinder kaum noch erweckbar sind, nur auf sehr starke Schmerzreize erfolgen noch Abwehrreaktionen, Lid- und Kornealreflexe sind dagegen noch erhalten.
Koma – tiefe Bewußtlosigkeit, aus der die Kranken nicht mehr erweckbar sind, auch die Schutzreflexe fehlen.

Die *Dauer* einer Bewußtseinsstörung kann zwischen nur wenigen Sekunden (bei der Synkope und Absenzen) und vielen Tagen schwanken. Für die Beurteilung ist der *Verlauf* wichtig. Durch kurzfristige Kontrollen ist zu klären, ob sich das Bewußtsein rasch oder allmählich wieder aufhellt, ob die Störung weiter anhält oder ob sie sogar noch zunimmt.
Bei Säuglingen und Kleinkindern, die auf Fragen noch nicht richtig antworten können, ist es schwierig, leichte Bewußtseinsstörungen festzustellen.

Plötzlich auftretende, bis zur völligen Bewußtlosigkeit führende Bewußtseinsstörungen sind im Kindesalter nicht selten. Nach *Hottinger* machen sie etwa 1 % aller Aufnahmen in eine Kinderklinik aus, wobei ihr Anteil bei Säuglingen und Kleinkindern jedoch höher liegen soll.
Jede Bewußtlosigkeit im Kindesalter ist eine Notfallsituation, die dringliche Diagnostik und Therapie erfordert.
Dabei muß sich die Diagnostik auf das Allernötigste beschränken und darf nicht zu Zeitverlusten führen.
In der Regel – außer bei bekannten Anfallsleiden, bei denen nach dem mit Bewußtlosigkeit verbundenen Anfall (vgl. S. 155) bald wieder eine Aufhellung des Bewußtseins erfolgt – sind be-

wußtlose Kinder sofort in die nächstgelegene (Kinder-)Klinik einzuweisen.

Noch vor dem Transport müssen jedoch die *vitalen Funktionen* des bewußtlosen Kindes überprüft werden:
Puls (Herzfunktion), möglichst auch Blutdruck messen;
Atmung (Lungenfunktion);
Körper*temperatur*;
Hautfarbe.

Das heißt im Einzelnen:
Sind Herzaktionen nachweisbar?
Besteht eine auffällige Brady- oder Tachykardie?
Ist der Puls sehr weich?
Sind Atemexkursionen nachweisbar?
Ist die Atmung (Frequenz und Atemtiefe) auffällig verändert?
Ist die Körpertemperatur erhöht (evtl. auf über 40 °C)?
Liegen eine auffällige Blässe oder Zyanose vor?

Folgende Störungen müssen sofort ausgeschlossen werden:

Herzstillstand
Atemstillstand, } sofortige Reanimation nötig.

Herz-Kreislauf-Schock,
Hyperpyrexie; } sofortige Therapie notwendig.

Außerdem kann das Verhalten des Pulses bereits Hinweise auf eine Hirndrucksteigerung ergeben (Puls verlangsamt und stark gespannt, sog. ,,Druckpuls"!).

Wenn die vitalen Funktionen intakt und der Allgemeinzustand des Kindes auch sonst nicht beeinträchtigt sind, kann es als transportfähig angesehen werden. Die Begleitung durch einen Arzt auf dem Transport ist trotzdem wünschenswert. Außerdem sollte versucht werden, die Anamnese soweit wie möglich zu klären und die Eltern (oder Pflegepersonen) für nötige Auskünfte mit in die Klinik zu bringen.

Ursachen

Zerebrale Erkrankungen (Meningitis, Enzephalitis, Hirntraumen).
Metabolische Störungen (Diabetes mellitus, Urämie).
Kardio-vaskuläre Prozesse (Schock und Kollaps).

144

Bronchopulmonale Erkrankungen mit akuter respiratorischer Insuffizienz (selten zur völligen Bewußtlosigkeit führend!).

Folgende einzelne Krankheitszustände sind (in fallender Häufigkeit) die wichtigsten Ursachen von Bewußtseinsstörungen:
Fieberkrämpfe,
Meningitis,
Enzephalitis,
Epilepsie,
Schädel-Hirn-Traumen,
Vergiftungen,
toxische Ernährungsstörungen der Säuglinge,
pulmonale Erkrankungen einschließlich Aspiration und Ertrinken.

Untersuchungsgang

Anamnese:
Meist kann aus der Anamnese und dem klinischen Befund schon eine vorläufige Diagnose gestellt und durch weitere Untersuchungen bestätigt werden.
Beachte: Bei allen unklaren Bewußtseinsstörungen muß eine Vergiftung erwogen werden.

Vergiftungen:
Folgende Gesichtspunkte sind bei Vergiftungen zu berücksichtigen:
– Die Eltern oder Pflegepersonen sind gezielt nach der Möglichkeit einer Vergiftung zu befragen (an die oft überhaupt nicht gedacht wird), nach im Haushalt vorhandenen Medikamenten und Chemikalien (und ihrem Aufbewahrungsort) sowie nach anderen Gelegenheiten, bei denen die Kinder evtl. solche Substanzen erreichen konnten (z.B. aus der Mülltonne oder von der Abfallhalde!).
– Im Falle einer Vergiftung ist genau festzustellen, was, wann und in welcher Menge eingenommen wurde, ob das Kind danach erbrach oder ob irgendwelche Gegenmittel verabreicht wurden.
– Die Kleidung des Kindes und seine Umgebung sind nach Tablettenresten, vergossenen giftigen Flüssigkeiten (Geruch!) oder Erbrochenem abzusuchen.
– Diese Reste von möglichen Giften sind zusammen mit er-

brochenem Material für eine toxikologische Untersuchung auf-
zuheben.
– Im Zweifelsfalle ist eine Magenspülung vorzunehmen und
dabei die Spülwassermenge zu messen;
Geruch, Aussehen, pH und Beimengungen des zurückfließenden
Spülwassers festzustellen und aufzuschreiben;
mindestens 200 ml der Spülflüssigkeit zur toxikologischen Untersuchung zu geben.

Nachstehende *Gifte* und *Giftgruppen* sind u. a. als Ursachen einer
Bewußtlosigkeit zu erwägen:
Kohlenmonoxid (CO),
Kohlendioxid (CO_2),
Schwefelkohlenstoff,
Kohlenwasserstoffe,
Halogenkohlenwasserstoffe (z. B. Tetrachlorkohlenstoff!),
Alkohole und Äther (Methanol und Äthanol besonders wichtig!),
Ätherische Öle,
Antihistaminika und Phenothiazine,
Barbiturate,
barbituratfreie Schlafmittel,
Opiate und Morphinderivate,
andere Alkaloide (Atropin, Skopolamin),
Nikotin und Koffein,
Pethidin (Dolcontral®).

Bei Verdacht auf Vergiftungen sind weiterhin besonders zu beachten:
– der Geruch der Ausatemluft nach flüchtigen Giften (Alkohol
u. a.),
– die Pupillenreaktion.

Enge Pupillen bei:	*Weite Pupillen bei:*
Opiaten und Morphinpräparaten,	Atropin,
Barbituraten,	Alkohol und Äther,
Koffein.	Chloroform,
	Kohlenmonoxyd,
	Nikotin.

Für die Differentialdiagnose ist es weiterhin sehr wichtig, daß
bestimmte Gifte (Barbiturate, andere Sedativa und Psycho-
pharmaka) typische EEG-Veränderungen ergeben.

146

Trauma:
Besonders zu beachten sind bei der Anamnese alle Hinweise auf
ein mögliches Trauma, Unfallhergang und Art der Verletzung,
evtl. Zeugen und Zeitpunkt, Verhalten des Kindes sofort nach
der Gewalteinwirkung.
*Beachte: Ein Trauma kann sowohl die Ursache als auch die Folge
einer Bewußtseinsstörung sein (wenn z. B. das Kind mit dem Fahr-
rad stürzte, weil es das Bewußtsein verlor). DieKlärung kann
schwierig sein, wenn keine Schilderung des Unfallherganges durch
Dritte oder ein offensichtliches Mißverhältnis von leichter Verletzung und schwerer Bewußtseinsstörung vorliegt.*
Außerdem ist bei einer kurzen Anamnese zu klären, ob Fieber,
Kopfschmerzen und Erbrechen vorangegangen sind (= Me-
ningitisverdacht).

Untersuchungsgang

Allgemeinuntersuchung
Bei der Allgemeinuntersuchung des bewußtlosen Kindes sind
folgende Gesichtspunkte besonders zu beachten:
Haut: Turgor, Farbe, Blutungen (Anhalt für ein Blutungsübel?,
vgl. S. 175), Exantheme oder andere Effloreszenzen (Meningokokkensepsis mit Hautmetastasen?), Narben (an wiederholte Trau-
matisierung durch fortlaufende Kindesmißhandlung denken!),
frische scharfe oder stumpfe Verletzungen?, Strom- oder Biß-
marken, Ätzspuren, Pigmentanomalien (kommen vor bei zerebralen Anfallsleiden auf genetischer Grundlage)?
Kopf: Umfang vergrößert (Hydrozephalus), offene oder vorgewölbte Fontanelle, Schädel„schettern" infolge Nahtsprengung, Hinweise auf eine Schädelfraktur?
Sinnesorgane: Augen: Exophthalmus, Brillenhämatom, Sub-
konjunktivalblutungen, Blicklähmung, Pupillenweite und -re-
aktion?
Ohren: Gehörgangsblutung, eitrige Mittelohrsekretion?
Nase: Blutungen aus der Nase, Liquorrhoe?
Mund: Zungenbißverletzungen, lose Zähne, Reste von Erbro-
chenem im Mund, Foetor der Atemluft?
Meningitische Zeichen: Nackensteife, positives *Brudzinski-* oder
*Kernig-*Zeichen?
Nervensystem: Muskeltonus seitengleich, Hypo- oder Hyper-
tonie, isolierte neurologische Ausfälle, Reflexstatus?

147

Rumpf (Kind ganz entkleiden!): Verletzungen, Hautemphysem, Blutungen?
Untersuchung von Herz, Lunge und Abdomen. Beurteilung von Leber, Milz und Nieren.

Zusatzuntersuchungen:
Weitere wichtige Untersuchungen (außer der Messung von Körpertemperatur und Blutdruck) sind in der Reihenfolge ihrer Wichtigkeit:
Blutzuckerbestimmung (Ausschluß eines diabetischen Komas oder einer Hypoglykämie);
Lumbalpunktion (Ausschluß einer Meningitis);
Kreatinin und/oder Harnstoff im Serum (Ausschluß einer Urämie);
Augenärztliche Untersuchung (Stauungspapille, Fundusveränderungen?);
Säure-Basen- (*Astrup-*) Werte: pH, pCO_2, Basenexzeß;
Serumelektrolyte: Na, K, Ca, Cl;
Urinuntersuchung: Zucker, Azeton, Eiweiß, Sediment;
EEG-Untersuchung;
Blutbild: Hämoglobin, (Erythrozytenzahl), Hämatokrit, Leukozytenzahl, Differentialblutbild;
EKG;
Röntgenuntersuchung: Schädel in 2 Ebenen, evtl. Thorax und Abdomen.

Diabetes mellitus:
Aus der Gruppe der metabolischen Störungen ist in erster Linie an einen Diabetes mellitus – die häufigste Endokrinopathie überhaupt – als Ursache von Bewußtseinsstörungen zu denken. Die Anamnese weist nur in etwa der Hälfte der Fälle vor der Erstmanifestation die typischen Symptome Polydipsie, Polyurie und Polyphagie auf. Nicht selten, vor allem bei Kleinkindern, führt erst ein *diabetisches Koma* zur Aufdeckung der Erkrankung. Bei Kindern mit einem bereits bekannten und behandelten Diabetes mellitus ist auch ein *hypoglykämischer Schock* in Erwägung zu ziehen. Die Abgrenzung zwischen beiden Formen der Stoffwechselentgleisung hat schwerwiegende therapeutische Konsequenzen. Folgende Merkmale erleichtern die richtige Entscheidung (Tab. 13).

Tabelle 13:
Differentialdiagnose von Bewußtseinsstörungen bei Diabetes mellitus

	Diabetisches Koma	*Hypoglykämischer Schock*
Auftreten	häufig als Erstmanifestation des Diabetes mellitus	nur bei bekanntem und mit Insulin behandeltem Diabetes mellitus
Auslösung	Insulinmangel	Insulinüberdosierung
	zuviel Zufuhr von Kohlenhydraten mit der Nahrung	zuwenig Kohlenhydrate aufgenommen
	zuwenig körperliche Bewegung	zuviel körperliche Bewegung
	akute Infekte	
Beginn	allmählich	rasch
Begleiterscheinungen	meist keine	Verwirrtheitszustände
Krampfanfälle	sehr selten	häufiger
Atmung	vertieft und beschleunigt	normal
Puls	schnell und weich	normal
Hautfarbe	normal oder leicht gerötet	blaß
Schweißausbrüche	fehlen	häufig
Reflexe	abgeschwächt	gesteigert
Hautturgor	vermindert	normal
Bulbi	weich	normal
Vor dem Verlust des Bewußtseins klagen die Kinder über	Durst	Heißhunger

Tabelle 13 (Fortsetzung)

	Diabetisches Koma	*Hypoglykämischer Schock*
Labor-untersuchungen:		
Blutzucker	erhöht	erniedrigt
Urinzucker	stark vermehrt	niedrig oder fehlend, gelegentlich aber auch stark vermehrt
Azeton/ Urin	stark vermehrt	fehlend oder leicht vermehrt
Azidose (meta-bolisch)	ausgeprägt	fehlend

Beachte: Im Zweifelsfall – solange nicht eindeutig geklärt ist, ob ein Koma oder ein hypoglykämischer Schock vorliegt – darf nur Glukoselösung (oder indifferente Elektrolytlösungen) infundiert werden, keinesfalls jedoch Insulin verabreicht werden! Es besteht die Gefahr einer schweren irreversiblen Hirnschädigung, wenn ein hypoglykämischer Schock durch Insulingabe verstärkt und verlängert wird!

Eine (nichtdiabetische) *idiopathische Hypoglykämie* führt nicht selten zu generalisierten Krampfanfällen (vgl. S. 156) und kann dadurch mit einer Epilepsie verwechselt werden, isolierte Bewußtseinsstörungen sind bei diesem Krankheitsbild ungewöhnlich. Während das Hauptmanifestationsalter des kindlichen Diabetes mellitus im 11. und 12. Lebensjahr liegt, wird die idiopathische Hypoglykämie vorwiegend bei Kleinkindern beobachtet.

Urämie:
Weiter können Bewußtseinsstörungen sowohl im Initial- wie auch im Finalstadium von Nierenerkrankungen vorkommen. Von der echten („stillen") Urämie muß die eklamptische oder Pseudourämie abgegrenzt werden. Nachstehend die wichtigsten Unterscheidungsmerkmale:

Tabelle 14:
Differentialdiagnose von Bewußtseinsstörungen bei Nierenerkrankungen

	Echte Urämie	*Eklampsie* (= *Pseudo-Urämie*)
Ursache	Retention harnpflichtiger Substanzen	Hirnödem
Vorkommen	bei akuter oder chronischer Niereninsuffizienz	initial bei akuter Glomerulonephritis
Beginn	langsam (innerhalb mehrerer Tage)	rasche (innerhalb von Minuten oder Stunden)
Beschwerden vor Eintritt der Bewußtlosigkeit	meist keine	starke Kopfschmerzen
Puls	normal	verlangsamt und gespannt (Hirndrucksteigerung!)
Blutdruck	normal oder leicht erhöht	stark erhöht
Laboruntersuchungen:		
Kreatinin/ Serum	stark erhöht	normal oder leicht erhöht
Harnstoff/ Serum	stark erhöht	normal oder leicht erhöht
Urinausscheidung	normal, mäßig vermindert oder vermehrt	stark eingeschränkt oder ganz fehlend
spezifisches Gewicht des Urins	normal oder (meist) vermindert (Hypo- oder Isosthenurie)	erhöht

Schock und Kollaps:
Kardio-vaskuläre Prozesse als Ursache einer Bewußtseinsstörung im Kindesalter verlaufen meist in Form eines Kollapses (= Schock im weiteren Sinne). Die klinischen Kriterien zur Abgrenzung verschiedener Kollapsformen enthält die Tabelle 15.

Tabelle 15:
Klinische Kriterien zur Abgrenzung verschiedener Kollapsformen

	Entspannungs- *(Gefäßweite-)* *Kollaps* *(= Schock im* *engeren Sinne)*	*Spannungs-* *(Volumenmangel-)* *Kollaps*	*Febril-paralytischer* *(Gefäßlähmungs-)* *Kollaps*
Genese	reflektorisch allergisch psychogen (para- sympathikoton)	Kreislaufzentra- lisation durch Blut- oder Plasmaverluste, normovolämische Sonderform: Blutverschiebung in die Venolen = *orthostatischer* *Kollaps* („Ohn- macht") (sym- pathikoton)	bakterielle Toxine exogene Gifte toxische Stoff- wechselprodukte Elektrolytstörungen
Haut- farbe	blaß oder normal	blaß, kalt, Akren oft zyanotisch	blaß, Akren feuchtkalt
Puls	langsam	schnell, klein und weich	sehr schnell, weich und klein, oft schwer zu tasten
Blut- druck	diastolischer Druck vermindert, Blutdruckampli- tude vergrößert	systolischer Druck erniedrigt, Blutdruckampli- tude vermindert	systolischer und diastolischer Druck vermindert

Toxische Ernährungsstörungen:
Im Rahmen sogenannter Ernährungsstörungen kommt es im
Säuglingsalter nicht selten zu den als *Toxikosen* bezeichneten
Krankheitsbildern, bei denen Bewußtseinsstörungen ein Leit-
symptom darstellen. Wegen ihrer unterschiedlichen Patho-
physiologie, Therapie und Prognose muß die *Hyperpyrexie*
(hyperpyretische Toxikose) von der (einfachen) toxischen Er-
nährungsstörung (*Toxikose*) unterschieden werden, was bei
Beachtung der nachstehenden Merkmale in der Regel keine
Schwierigkeiten bereitet:

	Hyperpyrexie (*hyperpyretische Toxikose*)	*Einfache Toxikose*
Alter	meist 3.–9. Lebensmonat	Säuglinge aller Altersstufen
Vorangehende Erkrankungen	häufig Infekte der Luftwege	Durchfälle
Ernährungszustand	normal oder pastös (adipös)	reduziert
Hautturgor	teigig	stark reduziert (Hautfalte bleibt stehen oder verstreicht stark verzögert)
Sensorium	rascher Wechsel von Somnolenz und Erregung, Krampfbereitschaft oder generalisierte Krämpfe	starke Apathie oder völlige Bewußtlosigkeit
Körpertemperatur	um und über 40 °C	meist normal, gering erhöht oder erniedrigt
Atmung	oft Hyperventilation	meist tief und langsam
Schockzeichen	stark ausgeprägt	geringer ausgeprägt oder fehlend
Säure-Basen-Status	starke (metabolische) Azidose	(metabolische) Azidose
Elektrolytstatus	hypertone Dehydratation (Serum-Natrium und -Chlorid erhöht)	isotone oder hypotone Dehydratation (Serum-Natrium und -Chlorid normal oder leicht vermindert)

Hirntod:

Besondere Schwierigkeiten kann im Kindesalter die Feststellung des Hirntodes (als Voraussetzung zur Toterklärung) machen. Nach *Habel* und *Schneider* gilt allgemein, daß
a) bei Kindern eine bessere Kompensations- und Restitutionsfähigkeit besteht und damit die Wiederbelebungszeit deutlich länger ist;

b) der Sicherheitswert einzelner Kriterien des Hirntodes geringer – und altersabhängig verschieden – ist, so daß erst die Gesamtheit aller Kriterien die Entscheidung „Hirntod" rechtfertigt.

Das gilt vor allem für Säuglinge und Kleinkinder.

Als obligate Hirntodkriterien sind Koma, Atemstillstand, weite und lichtstarre Pupillen, zerebrale Areflexie, Atonie und Blutdruckabfall anzusehen, als fakultative Kriterien eine spinale Areflexie, Unterkühlung, ein isoelektrisches (oder „Nullinien-") EEG und der angiographische Nachweis einer fehlenden Hirndurchblutung.

Zusätzlich erschwert ist die prognostische Beurteilung von Kindern mit Enzephalitis, Enzephalopathien verschiedener Genese und intrazerebralen Blutungen. *Habel* und *Schneider* empfehlen bei Säuglingen und Kleinkindern in der Regel eine Schwebezeit von 3 Tagen bis zur Toterklärung, bei Schulkindern ein Abwarten für 6–48 Stunden.

Wegen der besonderen diagnostischen Schwierigkeiten lehnen die genannten Autoren eine Toterklärung ganz ab bei Früh- und Neugeborenen, bei Hypothermien und Intoxikationen.

2.12.　Krämpfe

Krämpfe (Konvulsionen) der unterschiedlichsten Art und Prognose sind im Kindesalter kein seltenes Ereignis und wesentlich häufiger als bei Erwachsenen.

Definition: Wir verstehen unter einem Krampf anfallsartig, mit plötzlichem Beginn auftretende – und Sekunden, Minuten, selten auch Stunden anhaltende motorische Störungen, die durch ruckartige, unwillkürliche Muskelzuckungen (*klonische Krämpfe*) oder eine vorübergehende Muskelstarre (*tonische oder Streckkrämpfe*) oder die Kombination beider Erscheinungen (*tonisch-klonische Krämpfe*) charakterisiert sind.

Nach dem Ausmaß der betroffenen Muskelgruppen können *generalisierte, Halbseiten*- und *fokale* (herdförmige, auf ein umschriebenes Gebiet beschränkte) Krampfanfälle unterschieden werden, nach der zeitlichen Einordnung einzeln oder einmalig auftretende *Gelegenheits*- (Okkasions-) *Krämpfe* oder ein durch rezidivierende Anfälle gekennzeichnetes *Krampfleiden* (das bei etwa 0,5 % der Bevölkerung vorkommt).

Das Auftreten von Krämpfen ist an das Zusammentreffen einer endogen oder exogen bedingten Krampfbereitschaft mit krampfauslösenden Reizen gebunden. Je höher die Krampfbereitschaft ist, um so geringere mechanische, thermische, chemische, sensorische, vegetative oder psychische Reize genügen, um die Krampfschwelle zu überschreiten und Krämpfe auszulösen. Die Krampfschwelle ist allgemein im frühen Kindesalter niedriger als später, darum treten bei jungen Kindern – vor allem im 1. und 2. Lebenshalbjahr – die meisten Krämpfe auf.

Krämpfe sind nur ein Symptom und stets als Zeichen einer ernsthaften Erkrankung zu bewerten, die dringender diagnostischer Abklärung bedarf.

Ein sog. „großer Anfall" (grand mal) verläuft so dramatisch mit generalisierten tonisch-klonischen Krämpfen und Bewußtlosigkeit, häufig auch Atemstörungen, Zyanose, Schaum vor dem Mund, Zungenbiß, Einnässen und Einkoten, daß er auch vom Laien kaum übersehen oder bagatellisiert werden kann, im Gegenteil – unter der Annahme, das Kind liege bereits im Sterben, wird es meist so schnell wie möglich zum Arzt gebracht. Oft ist dann ein solcher, nur wenige Minuten dauernder Anfall bereits vorüber, das Kind befindet sich im postkonvulsiven Nachschlaf, und der Arzt kann die Eltern beruhigen, daß keine unmittelbare Lebensgefahr besteht.

Beachte: Jeder länger als 3–5 min anhaltende große Krampfanfall ist durch sofortige (langsame!) intravenöse Gabe von Diazepam (Faustan®) – Dosis je nach Wirkung bis zum Sistieren der Krämpfe 0,1 bis maximal 1 mg/kg Körpergewicht – zu unterbrechen, um sekundäre Schäden am Gehirn zu verhüten.

Anschließend ist in der Regel eine Klinikeinweisung zu veranlassen, ausgenommen diejenigen Fälle mit einem bereits bekannten und entsprechend behandelten Krampfleiden. (In Zweifelsfällen sollte besonders bei Fieber zumindestens eine Lumbalpunktion durchgeführt werden, um eine Meningitis als Ursache sicher auszuschließen.)

Im Gegensatz zum großen Anfall mit anhaltender Bewußtlosigkeit werden die nur mit kurzer begleitender Bewußtseinsstörung verlaufenden vielfältigen Formen sog. „kleiner Anfälle" (petit mal, Plural: petits maux) nicht selten lange Zeit völlig übersehen oder als „dumme Angewohnheit", Unart, Unaufmerksamkeit (bei Absencen!), harmloser Tick oder Nervosität (bei Myoklonien!) von Eltern und Erziehern fehlgedeutet und

155

die Kinder aus diesem Grunde auch keinem Arzt vorgestellt. Bei irgendwie verdächtigen Schilderungen der Eltern sollten vom Arzt, der manchmal beiläufig bei einer Konsultation aus anderen Gründen hiervon erfährt, die notwendigen Untersuchungen zum Ausschluß eines Krampfleidens, vor allem ein EEG, veranlaßt und keinesfalls die Bagatellisierung fortgeführt oder unterstützt werden.

Die Prognose eines Krampfleidens wird wesentlich von der möglichst frühzeitigen Entdeckung, diagnostischen Klärung und Behandlung bestimmt.

Da im Sprachgebrauch bei Laien unter „Krämpfen" vor allem krampfartig auftretende Schmerzen verstanden werden, muß in Gesprächen mit den Eltern nach krampfartigen Zuckungen der Glieder oder anderen Umschreibungen eines Krampfanfalles gefragt werden.

Ursachen von Gelegenheitskrämpfen

Fieber bei nicht nervalen akuten fieberhaften Erkrankungen (sog. „*Fieberkrämpfe*", Infektkrämpfe oder febrile Konvulsionen);

Akute Erkrankungen des Zentralnervensystems:
Meningitis,
Enzephalitis,
Traumafolgen,
intrazerebrale oder intrakranielle Blutungen,
Hirnödem.

Akute Vergiftungen (u. a. durch Kohlenwasserstoffe, Insektizide, Nikotin, Deumakard, orale Antidiabetika, Atropin – Tollkirsche, Pilzgifte);

Akute Stoffwechselstörungen:
toxische Ernährungsstörungen (s. S. 153),
Hypoglykämie $\begin{cases} \text{idiopathisch,} \\ \text{beim Diabetes mellitus durch Insulinüberdosierung.} \end{cases}$

hypocalcämische Tetanie $\begin{cases} \text{idiopathisch,} \\ \text{bei Rachitis,} \end{cases}$

Eklampsie (Pseudourämie) bei akuter Nephritis,
Urämie.

Beachte: Jeder erstmalige Krampf kann ein Gelegenheitskrampf oder der Beginn eines Krampfleidens sein. Eine endgültige Klärung kann erst durch Verlaufsbeobachtung erfolgen. Es darf nicht vorschnell die Diagnose „beginnendes Krampfleiden" gestellt werden, sondern gewissenhaft müssen alle möglichen Ursachen ausgeschlossen werden.

Die (häufige) Diagnose „Fieberkrampf" darf erst nach Ausschluß anderer mit Fieber einhergehenden akuten Erkrankungen des ZNS, vor allem einer Meningitis oder Enzephalitis gestellt werden.

Ursachen von Neugeborenenkrämpfen

Geburtstraumen:
– Zerebrale Hypoxie;
– Hirnödem;
– Blutungen:
subdural,
subarachnoideal,
intraventrikulär,
intrazerebral.

Infektionen (prä- oder postnatal erworben):
– Meningitis purulenta;
– Meningitis serosa;
– Enzephalitis;
– Sepsis.

Stoffwechselstörungen:
– Hypoxämische Hirnschädigung durch pulmonale oder kardiale Erkrankungen;
– Hypoglykämie:
idiopathisch,
bei Galaktosämie,
bei Glykogenosen,
bei Fruktoseintoleranzen;
– Hypokalzämie (Neugeborenentetanie);
– Pyridoxin- (Vitamin-B-6-) Mangel.
bei Hypernatriämie;

Fehlbildungen:
– Hydrozephalus;
– Porenzephalie.

Sonstige Ursachen:
- Kernikterus durch Hyperbilirubinämie oder Morbus haemolyticus neonatorum;
- beginnendes Krampfleiden (infantile Epilepsie = Blitz-Nick-Salaam-Krämpfe, BNS-Anfallsleiden);
- Narkotikaentzugssyndrom (bei drogensüchtigen Müttern).

Für Krämpfe im Neugeborenenalter sind ihr amorpher Charakter und die lokalisatorische und zeitliche Inkonstanz kennzeichnend.

Sie können sich (n. *Matthes*) in folgenden Formen äußern:
- Fokale Kloni wechselnder Stärke und Lokalisation;
- Halbseitige, oft alternierende klonische Krämpfe;
- Multilokuläre Myoklonien (sog. „Stäupchen") oder auch generalisierte Einzelmyoklonien;
- Allgemeine oder lokalisierte Tonuserhöhung, bisweilen mit Tremor;
- Zyanoseanfälle mit Hypotonie, manchmal auch Speichelfluß;
- Apnoische Episoden;
- Zustände von Reaktionsarmut oder völliger Reaktionslosigkeit mit Verdrehen der Augen und/oder Saugbewegungen.

Untersuchungsgang

Anamnese:
Familiäre Belastung?
Störungen im Ablauf der Geburt, Geburtsgewicht?
Zustand des Kindes nach der Geburt (Asphyxie)?
Vorangehende Schädel-Hirn-Traumen?
Überstandene Erkrankungen des ZNS?
Infektzeichen?
Vitamin-D-Prophylaxe erfolgt?
Symptome einer Nierenerkrankung?
Traumaeinwirkungen?
Hinweise auf eine mögliche Vergiftung durch Haushaltschemikalien, Medikamente oder pflanzliche Gifte?
Beschreibung der Krampfanfälle:
Seit wann und wie oft beobachtet?
Zunahme der Anfallsfrequenz?
Dauer des einzelnen Anfalls? (Möglichst keine – fast immer viel zu großen – Schätzungen, sondern objektive Messungen.)
Tageszeitliche Periodik der Anfälle?

Auftreten beim Einschlafen oder Aufwachen?
Abhängigkeit von den Mahlzeiten?
Auftreten in nüchternem Zustand oder nach längerer Nahrungs-
karenz?
Auftreten beim Fieberanstieg?
Genaue Schilderung des Anfallsablaufes.
Vorangehende und/oder begleitende Symptome:
Kopfschmerzen, Sinnesstörungen, Halluzinationen, Delirien,
Verhaltensauffälligkeiten, Bewußtlosigkeit, Lähmungen, Er-
brechen?
Besteht ein Zusammenhang mit Affektzuständen?

Bei Kleinkindern gibt es nicht selten die harmlosen sog. respiratorischen *Affektkrämpfe* durch passageren Sauerstoffmangel. Im Laufe
einer heftigen Erregung, beim
Schreien oder Weinen können die
Kinder durch die stark verlängerte
Ausatmungsphase zyanotisch werden, ganz plötzlich zu schreien auf-
hören, nicht atmen, die Augen verdrehen und wenige Sekunden generalisiert tonisch-klonisch krampf-
fen.
Mit einer tiefen Inspiration geht
dieses „Wegbleiben" zu Ende.
Es ist in so bezeichnender Weise
mit dem Affekt einer zornigen oder
trotzigen Erregung verbunden, daß
es schon durch die Anamnese geklärt werden kann.

Klinischer Befund:
– Bewußtsein (klar, gestört, Bewußtlosigkeit vgl. S. 143);
– Muskeltonus (normal, vermindert, gesteigert);
– Lähmungen (kurzdauernde passagere Lähmungen unmittelbar
nach einem Krampf sind häufig, vgl. S. 166);
– meningitische Zeichen (vorgewölbte Fontanelle bei Säuglin-
gen, Nackensteife, positiver *Brudzinski*- und/oder *Kernig*-
Reflex);
– Fieber oder weitere Symptome einer fieberhaften Erkrankung
(Rachen, Nase, Ohren, Lunge sowie Urin untersuchen!);
– Geruch der Ausatemluft nach Kohlenwasserstoffen oder anderen Giften (z.B. ätherischen Ölen);
– andere Symptome einer Vergiftung (auffällige Röte der Haut
und weite Pupillen durch Atropin, Blässe der Haut und Schweißausbruch durch Nikotin und vieles andere mehr);
– Traumafolgen an Schädel, Stamm oder Extremitäten? (Blu-
tungen, Abschürfungen, Verletzungen oder ähnliches);
– Vergrößerung des Schädelumfanges, Schädeldeformierungen,
andere Fehlbildungen? (Spina bifida oder Meningozele z.B.);
– Blutdruck (erhöht).

Klinische Beobachtung und Beurteilung der Krämpfe:
Ein *großer* generalisierter *Anfall* mit Bewußtlosigkeit tritt bei
Kindern meist ohne vorherige Aura oder Prodromi auf. Der
Anfall beginnt rein tonisch, dann folgt eine klonisch-tonische
Phase, danach Tonusverlust und Nachschlaf. Krämpfe unter-
schiedlicher Ätiologie (z. B. Epilepsie, Meningitis, Hypoglyk-
ämie, Tetanie) verlaufen klinisch völlig gleichartig!
In der Gruppe der *kleinen Anfälle* gibt es eine charakteristische
Altersabhängigkeit der verschiedenen Petit-mal-Formen:
Säuglinge: BNS-Anfälle (Propulsiv-Petit-mal);
Kleinkinder: myoklonisch-astatische Anfälle;
jüngere Schulkinder: pyknoleptisches Petit mal;
ältere Schulkinder: nichtpyknoleptisches Petit mal;
Jugendliche: Impulsiv-Petit-mal (reine Myoklonien).
Nicht altersgebunden sind außerdem noch:
fokale Anfälle (*Jackson*) und
psychomotorische Anfälle (Dämmerattacken).
Die Patienten selbst erleben nur fokale Anfälle und Myoklonien
bei Bewußtsein mit, für die übrigen kleinen Anfälle besteht ebenso wie für große Anfälle eine retrograde Amnesie.
Nur 2–3 s dauern die oft in Serien auftretenden (prognostisch
besonders ungünstigen) „*Blitz-Nick-Salaam-* (*BNS-*) *Anfälle*"
(Propulsiv-Petit-mal), bei denen es zum ruckartigen Vorwärts-
beugen des Kopfes, symmetrischem Anheben, Vorbeugen oder
Strecken der Arme und Anziehen der Beine kommt oder einer
einmaligen generalisierten Zuckung (wie ein Stromstoß!) sowie
anschließender Erschlaffung und Weinen.
Ebenfalls nur wenige Sekunden dauernde Krampfanfälle mit
Blinzeln, Nicken, Hochschleudern der gestreckten Arme, oft
auch generalisiertem Tonusverlust, der zum plötzlichen Zu-
sammensinken und abrupten Stürzen führt, sind für die *myo-
klonisch-astatischen Anfälle* charakteristisch. Gehäuftes Auftreten dieser oft therapieresistenten Krämpfe mit ungünstiger
Prognose kann zum stunden- oder tagelang anhaltenden Petit-
mal-Status führen. Auch die Kombination mit großen Anfällen
ist häufig.
5–10 s dauernde, ganz plötzlich einsetzende Störungen der Aufmerksamkeit, mit starrem Blick, unbeweglichem, „leerem"
Gesichtsausdruck, Innehalten im Sprechen oder eben begonne-
nen Bewegungen, evtl. auch Blinzeln oder Blick nach oben und
daran sofort anschließendem Weitersprechen und Fortführen

vorher begonnener Bewegungen werden *Absencen* genannt. Einzelne Absencen können in jedem Alter und mit allen anderen Anfällen kombiniert vorkommen.

Das *pyknoleptische Petit mal* (Retropulsiv-Petit-mal) als altersgebundener Anfallstyp betrifft vor allem Mädchen zwischen 5 und 10 Jahren. Es treten bis zu 100 oder noch mehr Absensen je Tag auf. Dagegen kommt es beim *nichtpyknoleptischen Petit-mal* der älteren Schulkinder nur zu vereinzelten Absencen. Die Erkrankung wird oft erst erkannt, wenn große Anfälle (typischerweise besonders beim Aufwachen) hinzukommen.

Die *myoklonischen Anfälle* des Jugendalters (Impulsiv-petit-mal) werden gleichfalls besonders beim Aufwachen und in den Morgenstunden beobachtet. Sie werden vom Patienten wie heftige elektrische Schläge erlebt. Sie betreffen vor allem die Arme und den Schultergürtel. Nur wenige Sekunden andauerndes ruckartiges Hochwerfen der Arme und Spreizen der Finger, Schreibstörungen, Fallenlassen von Gegenständen sind die Charakteristika dieses Anfallstyps.

Das bunteste Bild bieten die nichtaltersgebundenen *psychomotorischen Anfälle* (Dämmerattacken, Temporallappenepilepsie), die aber doch vorwiegend bei älteren Kindern und Erwachsenen zu finden sind. Sie werden häufig von einer Aura in Form eines traumhaft empfundenen Zustandes mit verfremdet wirkender Umwelt eingeleitet. Kennzeichen der allmählich beginnenden und in der Regel nach $1^1/_2$–2 min langsam abklingenden, gelegentlich aber auch stundenlang anhaltenden Anfälle ist die Bewußtseinseinengung. In dieser Zeit reagieren die Kinder kaum auf äußere Reize. Sie zeigen automatische, nicht sinnvoll erscheinende Bewegungsabläufe besonders im Mundbereich (orale Automatismen) wie Lecken, Schlucken, Schmatzen, schnaufende Atmung, dazu stereotype Armbewegungen mit Zupfen und Reiben am Körper, Stampfen oder Scharren der Füße, sprachlich wirren und affektiven Äußerungen (leere Wortwiederholungen, sinnlose Reden, Lallen, Brummen, Singen) sowie auch vegetative Erscheinungen (Veränderungen der Pupillenweite, der Gesichtsfarbe, Auftreten von Speichelfluß usw.).

Kloni treten in dieser Anfallsgruppe nicht auf, doch ist die Kombination mit großen Anfällen häufig.

Bei der psychomotorischen Epilepsie treten auch relativ oft Wesensveränderungen auf (bösartig-aggressives oder umtriebi-

161

ges Verhalten, Distanzlosigkeit). Auch Weglaufen und Klepto-
manie kommen vor.

Ursache der psychomotorischen Anfälle sind herdförmige (im
EEG gut nachweisbare) Störungen im Temporallappenbereich
(Folgen geburtstraumatisch bedingter Hypoxämien, enzephali-
tische Narben, Gefäßfehlbildungen, Tumoren). Darum sind bei
diesem Anfallstyp auf jeden Fall alle diagnostischen Möglichkeiten zum sicheren Ausschluß eines raumfordernden Prozesses
zu nutzen.

Fokale (herdförmige) *Krampfanfälle (Jackson)* beginnen in einem
umschriebenen Gebiet (z. B. Finger oder Fuß oder Gesicht),
können dann die ganze Körperseite als *Halbseitenkrampf* – noch
bei erhaltenem Bewußtsein! – ergreifen und endlich in einen
generalisierten Anfall mit Bewußtlosigkeit übergehen.

Laboruntersuchungen:

Blutzuckerbestimmungen (möglichst mehrfach), Blutzuckertagesprofil, I. v.-Insulin-Belastungstest	zum Nachweis oder Ausschluß einer Hypoglykämie
Serum-Calcium, Serum-Phosphor, alkalische Phosphatase.	zum Nachweis oder Ausschluß einer hypocalcämischen Tetanie
Rest-N-Bestimmung, bzw. Harnstoff, Kreatinin.	zum Nachweis oder Ausschluß einer Urämie

Serologische Untersuchungen auf Toxoplasmose, Listeriose.

Liquoruntersuchungen (durch Lumbal- oder Subokzipitalpunk-
tion gewonnen);
Eiweiß qualitativ (*Pandy*);
quantitative Eiweißbestimmung;
Liquorelektrophorese;
Kolloidreaktionen;
Liquorzuckerbestimmung (gleichzeitig mit einer Blutzucker-
bestimmung);
Zellzahl;
Zytologie (*Sayk*-Kammer);
Spinnwebgerinnsel;
bakteriologische und
virologische Untersuchungen des Liquors.

162

Röntgenuntersuchungen:
- Schädel in 2 Ebenen (Traumafolgen? Verkalkungen? Hirndruckzeichen: verstärktes Innenrelief, Sellaerweiterung, Nahtsprengung?);
evtl. Sellaspezialaufnahmen.
- Hirnszintigraphie (umschriebene Aktivitätsausfälle oder -speicherung).
- Pneumenzephalographie (Fehlbildung, Hydrozephalus, raumfordernder Prozeß, Verlagerung der Ventrikel durch einen Erguß oder eine Blutung).
- Angiographie (über die A. carotis oder die A. vertebralis: Tumor oder anderer raumfordernder Prozeß, Fehlbildung, Blutung, Aneurysma).

Sonstige Spezial- und Zusatzuntersuchungen:
- Augenarzt: Spiegelung des Augenhintergrundes (Stauungspapille?).
Beachte: Diese Untersuchung muß vor einer Pneumenzephalographie, bei begründetem Verdacht auf intrakranielle Drucksteigerung auch vor jeder Liquorentnahme erfolgen.
- Echo-Enzephalographie (Anhalt für intrakranielle Massenverschiebung durch eine Blutung oder einen Hydrocephalus?).
- Elektroenzephalographie (EEG): Das EEG ist für uns heute die wichtigste Untersuchung bei Krämpfen jeder Art sowohl für die initiale Diagnostik als auch für die Verlaufsbeobachtung während der Therapie von Anfallsleiden. Mit Hilfe des EEG kann aufgrund typischer Muster sowohl eine Differenzierung zwischen epileptischen und nichtepileptischen Anfällen, zwischen den verschiedenen Petit-mal-Formen und bei fokal bedingten Krämpfen erfolgen. Pathognomonisch sind nicht nur die Befunde im Anfall selbst, sondern auch im anfallsfreien Intervall. Sie werden ergänzt durch verschiedene Provokationsteste.
Beachte: Ein normaler EEG-Befund schließt einen kurz zuvor stattgefundenen Krampfanfall oder ein Krampfleiden nicht aus.
- Elektrische (galvanische) Erregbarkeitsprüfung peripherer Nerven (Erniedrigung der Schwelle der Kathodenöffnungszuckung unter 5 mA ist pathognomonisch für eine Tetanie).

Der gesamte diagnostische Prozeß bei kindlichen Krämpfen kann folgendermaßen schematisiert werden:

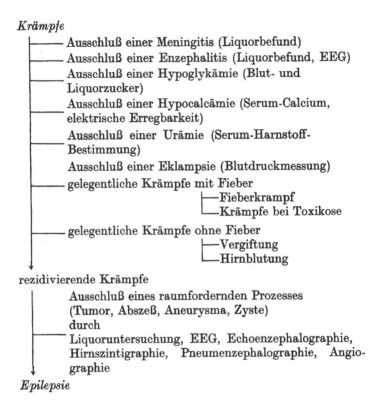

Krämpfe
- Ausschluß einer Meningitis (Liquorbefund)
- Ausschluß einer Enzephalitis (Liquorbefund, EEG)
- Ausschluß einer Hypoglykämie (Blut- und Liquorzucker)
- Ausschluß einer Hypocalcämie (Serum-Calcium, elektrische Erregbarkeit)
- Ausschluß einer Urämie (Serum-Harnstoff-Bestimmung)
- Ausschluß einer Eklampsie (Blutdruckmessung)
- gelegentliche Krämpfe mit Fieber
  - Fieberkrampf
  - Krämpfe bei Toxikose
- gelegentliche Krämpfe ohne Fieber
  - Vergiftung
  - Hirnblutung

rezidivierende Krämpfe
- Ausschluß eines raumfordernden Prozesses (Tumor, Abszeß, Aneurysma, Zyste) durch Liquoruntersuchung, EEG, Echoenzephalographie, Hirnszintigraphie, Pneumenzephalographie, Angiographie

Epilepsie

Beachte: Erst nach Ausschluß aller anderen Ursachen darf eine Epilepsie angenommen und eine antikonvulsive Therapie durchgeführt werden.

Indikationen zu Pneumenzephalographie und Angiographie:
Hierfür gilt die Einschätzung von *Matthes:* ,,Je besser die Anamnese, desto geringer ist der erforderliche diagnostische Aufwand an Hilfsuntersuchungen." Diese bezieht sich auf die möglichst genaue Klärung des Anfallstypes. Beim pyknoleptischen und nichtpyknoleptischen Petitmal sind ebenso wie bei myoklonischen und Grand-mal-Aufwach-Epilepsien nur sehr selten raumfordernde Prozesse die Ursache. Bei diesen Anfallstypen ist eine eingreifende instrumentelle Diagnostik nicht nötig.

Folgende Anfallstypen sind dagegen sehr häufig tumorbedingt und daher auf jeden Fall auch pneumenzephalographisch und angiographisch abzuklären:
Fokale (Jackson-)Anfälle, psychomotorische Anfälle, Grand-mal-Epilepsien (Anfälle aus dem Schlaf heraus oder ohne tageszeitliche Bindung).

Darüber hinaus ist um so eher eine eingreifende Diagnostik indiziert, je jünger die Kinder bei Beginn des epileptischen Anfallsleidens sind.

Auch das Ergebnis der Voruntersuchungen ist wichtig:
– herdförmige neurologische Ausfälle,
– umschriebene (tumorverdächtige) intrakranielle Verkalkungen,
– Hinweise auf eine intrakranielle Drucksteigerung (Schädelröntgen und Augenarzt),
– Herdbefunde im EEG machen auf jeden Fall den Ausschluß eines Hirntumors durch Pneumenzephalographie und Angiographie notwendig.

Indikationen zur EEG-Untersuchung:
Die Elektroenzephalographie ist ein wertvolles Glied in der komplexen neuropädiatrischen Diagnostik bei Verdacht auf zerebrale Anfallsleiden (Epilepsie), Enzephalitis, Hirntumoren, Intoxikationen, intrakranielle Blutungen, zerebrale Gefäßprozesse und Commotio oder Contusio cerebri.

Sie ist damit bei folgender Symptomatik indiziert:
– anfallsweise auftretende tonisch-klonische Anfälle
– anfallsweise Tonussteigerung der Extremitäten
– (anfallsweise) Bewußtlosigkeit
– periodische Lähmung
– vorübergehende Sprach- und Sehstörung
– unmotivierte Schlafzustände
– fieberhafte Zustände mit Krämpfen
– fieberhafte Zustände mit Bewußtlosigkeit
– Fieber mit starken Kopfschmerzen
– Fieber mit heftigem Erbrechen
– anhaltende oder rezidivierende Kopfschmerzen
– psychischen Auffälligkeiten, plötzlich auftretend
– plötzliche Verhaltensstörungen
– plötzlicher Leistungsabfall in der Schule

– neurologische Ausfälle
– Sehstörungen, Schielen oder Auftreten von Doppelbildern
– bei nachgewiesener Stauungspapille oder Exophthalmus
– bei röntgenologisch nachgewiesenen Zeichen der intrakraniellen Drucksteigerung am Schädel
– nach stärkeren Schädeltraumen
– bei halbseitigen anhaltenden oder passageren Lähmungen.

2.13. Lähmungen

Definition: Lähmungen sind vollständige (Paralyse) oder unvollständige (Parese) Störungen der willkürlichen Muskelbewegung.
Sie können bei Kindern angeboren oder erworben sein und als schlaffe oder spastische Lähmung auftreten.

	Schlaffe Lähmung	*Spastische Lähmung*
Muskeltonus	vermindert	gesteigert
Eigenreflexe	abgeschwächt oder erloschen	gesteigert
Pathologische Fremdreflexe	nein	ja
Muskelatrophie	ja (innerhalb von 4–6 Wochen deutlich werdend)	nein
Unwillkürliche Mitbewegungen	nein	ja
Fibrilläre Zuckungen	ja	nein
Elektrische Reizung	Entartungsreaktion	keine Entartungsreaktion
Ort der Störung	2. Neuron (motorische Vorderhornzelle und peripherer Nerv)	1. Neuron (motorische Zentren der Großhirnrinde und Pyramidenbahn)

Eine Muskelhypotonie kann darüber hinaus auch die Folge extrapyramidaler Störungen und primärer Muskelerkrankungen sein. Lähmungen größerer Muskelgruppen, generalisierte, halbseitige oder Querschnittslähmungen sind im Kindesalter häufiger als bei Erwachsenen, isolierte neurologische Ausfälle dagegen seltener. Die häufigste umschriebene Lähmung bei Kindern ist die Fazialisparese, die angeboren oder erworben sein kann. Unter den angeborenen Lähmungen sind weiterhin die obere und untere Plexuslähmung häufig, unter den erworbenen Lähmungen die Augenmuskel- und Schlucklähmung. Früher waren Poliomyelitis und Diphtherie die wichtigsten Ursachen erworbener schlaffer Lähmungen, beide spielen heute bei uns keine Rolle mehr.

Ursachen

Ursachen angeborener Lähmungen:
– Fehlbildungen (Hirnmißbildungen, Aplasie von Hirnnerven),
– Blutungen: intrakraniell bzw. im Bereich des Rückenmarks (Hämatomyelie),
– Traumen (Zerrung, Quetschung oder Zerreißung peripherer Nerven).

Ursachen erworbener Lähmungen:
– entzündliche Erkrankungen,
– degenerative Prozesse,
– Blutungen: infolge von Traumen und bei vaskulären Prozessen,
– andere traumatische Schädigungen,
– benigne oder maligne Tumoren,
– Stoffwechselstörungen und Avitaminosen,
– Intoxikationen.

Die häufigste angeborene statische Störung ist die *zerebrale Kinderlähmung* als stabiler Endzustand unterschiedlicher prä-, peri- oder früh postnataler Hirnschädigungen.

Leitsymptom sind
in **60–80%** spastische Lähmungen (sog. „Spastiker", wobei Hemiplegien und Diplegien (Morbus *Little*) am häufigsten vorkommen),
in je *10–20%* Ataxien und Dyskynesien (Athetosen und Dystonien), wobei fließende Übergänge und Mischformen vorkommen.

Von den Ursachen der zerebralen Kinderlähmung entfallen
45% auf pränatale Faktoren (genetisch bedingte Störungen,
pränatale Infektionen – u.a. Toxoplasmose –, fetale Hirnblutungen und -hypoxien, Stoffwechselstörungen),
40% auf perinatale Faktoren (Hypoxien, Hirnblutungen und
Kontusionen),
15% auf postnatale Faktoren (Kernikterus, Infektionen, Gefäßprozesse, Traumen und Hypoxien).

Alle Kinder, bei denen eine solche Schädigungsmöglichkeit in Betracht kommt, sind als „Risikokinder" zu betrachten. Bei ihnen sollen in der Säuglingszeit regelmäßige Kontrollen der motorischen Entwicklung, des Muskeltonus und der tonischen Reflexe durchgeführt werden, um gegebenenfalls bei den ersten Hinweisen auf die Entwicklung einer zerebralen Kinderlähmung durch krankengymnastische Behandlung dieser Einhalt zu gebieten.

Ursachen erworbener spastischer Lähmungen

Als Ursachen der erworbenen bzw. erst im späteren Leben sich manifestierenden spastischen Lähmungen sind besonders wichtig:
– Bakterielle (eitrige) Meningitis;
– Akute Enzephalitis;
– Seröse (Virus-)Meningitis;
– Hirnabszesse;
– Enzephalopathien u.a. nach Pertussis und Pockenimpfungen;
– Hirntumoren;
– Vergiftungen;
– Chronische degenerative (progressive!) Hirnprozesse: u.a.:
subakute sklerosierende Enzephalitis (*van Bogaert*),
Enzephalitis periaxialis (*Schilder*),
familiäre diffuse Sklerose (Leukodystrophie),
frühe Stadien einer multiplen Sklerose,
tuberöse Hirnsklerose,
Speicherkrankheiten (familiäre amaurotische Idiotie).

Bei Kindern mit *Hirntumoren* finden sich neben – unter Umständen nur flüchtigen – Lähmungen als weitere Herdsymptome u.a. nicht selten Seh- und Gangstörungen, Hirnnervenausfälle und Krämpfe sowie als Allgemeinsymptome Kopfschmerzen (vgl. S. 39), Erbrechen (vgl. S. 69) und Verhaltensstörungen sowie als objektive Hinweiszeichen rasches Schädelwachstum, Stauungspapille, Sprengung der Schädelnähte, Nystagmus und Liquordruckerhöhung.

Ursachen schlaffer Lähmungen

Aus der Vielzahl von möglichen Ursachen einer (früh)infantilen Muskelhypotonie („floppy infant" ·der angloamerikanischen Literatur) seien nur die wichtigsten hervorgehoben:

a) als Sonderform der zerebralen Kinderlähmung der atonisch-astatische Symptomkomplex (*Foerster*) = atonische Diplegie.

b) Rückenmarksaffektionen:
frühinfantile spinale Muskelatrophie (*Werdnig-Hoffmann*),
Glykogenose mit Befall des Rückenmarks,
traumatische Querschnittslähmung.

c) Erkrankung der Spinalwurzeln:
Polyradikulitis (*Guillain-Barré*).

d) Störungen der neuromuskulären Synapse:
Myasthenia gravis (selten schon im Kindesalter),
passagere Neugeborenenmyasthenie.

e) Myopathien:
kongenitale muskuläre Dystrophie,
progressive Muskeldystrophie (Typ *Duchenne* u. a.),
Myotonia (*Thomsen*),
muskuläre Glykogenose (*Pompe*),
weitere seltene Myopathien,
Polymyositis,
Dermatomyositis.

f) Sonstige Erkrankungen:
Hypothyreose (vgl. S. 207),
chromosomale Aberrationen, u. a. *Down*-Syndrom (sog. „Mongolismus"),
Rachitis,
*Möller-Barlow*sche Krankheit (Vitamin-C-Mangel),
Marfan-Syndrom.

Klinisch am gefährlichsten sind die früher oft bei Poliomyelitis beobachteten *aufsteigenden schlaffen Lähmungen* (sog. *Landry*sche Paralyse), die auch bei folgenden Erkrankungen vorkommen:
Polyradikulitis (*Guillain-Barré*),
para- oder postinfektiöse bzw. allergisch-toxische Polyneuritis,
Hypokaliämie,
Myasthenie,
Pseudobulbärparalyse,
Dermatomyositis,
Endstadium motorischer Neuropathien.

Beachte: Rückenmarkstumoren (oder Tumoren der Wirbelsäule)
verursachen erst in einem späten Stadium der Erkrankung schlaffe
Lähmungen, dagegen anfangs nur
– seitliche Wirbelsäulenverbiegung und/oder
– ausstrahlende Schmerzen in diesem Bereich.
Zu ihrer frühzeitigen Diagnostik (siehe auch ff.) sind vor allem
nötig:
– vergleichende Lumbal- und Subokzipitalpunktion mit komplet-
ter Liquordiagnostik,
– Röntgenuntersuchung der Wirbelsäule in 2 Ebenen,
– spinale Liquorraumszintigraphie,
– Luft- oder Kontrastmittelmyelographie.

Für eine *Myopathie* sprechen folgende Gesichtspunkte:
– meist schleichender Beginn und langsam progredienter Verlauf,
– vielfach familiäre Belastung,
– selten Schmerzen (nur bei Myositis),
– häufig bilateraler Befall der Muskulatur,
– rein motorische schlaffe Parese ohne Sensibilitätsstörungen,
– anfangs normale, später abgeschwächte oder völlig fehlende
Reflexe,
– oft keine Atrophie, sondern (durch Fetteinlagerung) Pseudo-
hypertrophie der befallenden Muskelgruppen.
Bei der häufigsten Myopathie des Kindesalters, der Dystrophia
musculorum progressiva, Typ *Duchenne* (aufsteigender oder
Beckengürteltyp), bieten die betroffenen Kinder ein charakteristisches klinisches Bild mit watschelndem Gang, stark lor-
dotischer Rumpfhaltung, abstehenden Schulterblättern, hyper-
trophen (,,Gnomen''-)Waden und dem ,,Emporklettern an sich
selbst'' beim Aufrichten.

Untersuchungsgang

Anamnese:
Familiäres Vorkommen? (Geschlechtsverteilung, Manifestationsalter, Verteilungsmuster und Verlauf der Lähmungen).
Eigenanamnese: Verlauf von Schwangerschaft und Geburt,
wann erste Zeichen einer Lähmung, in welchem Bereich, wie
rasches Fortschreiten oder Besserung?

Klinischer Befund

Inspektion:
Meningozele, Spina bifida, Hydrozephalus oder andere Auffälligkeiten?
Kind laufen, greifen und spielen lassen: Intensität und Koordinierung der spontanen Bewegungen beurteilen.

Palpation:
Entzündliche oder tumoröse Schwellungen?
Fontanellengröße und -spannung.

Neurologische Untersuchung:
Prüfung der Motilität (passive Beweglichkeit);
Prüfung des Muskeltonus (normal, vermindert oder gesteigert?);
Prüfung der groben Kraft (Vergleich zwischen rechts und links);
Prüfung der Hirnnerven;
Prüfung der Eigen- und Fremdreflexe (normal, gesteigert oder abgeschwächt bzw. überhaupt nicht auslösbar, reflexogene Zonen verbreitert);
Suche nach pathologischen Fremdreflexen;
Prüfung der Sensibilität;
Prüfung der Koordinierungsfähigkeit;
Suche nach meningitischen Zeichen.

Untersuchung der elektrischen Erregbarkeit

Laboruntersuchungen:
– Blutbild und Blutsenkungsgeschwindigkeit.
– Lumbalpunktion (evtl. auch Subokzipitalpunktion):
Druck,
Eiweißreaktion (*Pandy*-Reagens),
quantitative Eiweißbestimmung,
quantitative Zuckerbestimmung (gleichzeitig stets Blutzucker bestimmen!),
Zellzahl und -art,
Liquorzytologie (*Sayk*-Kammer),
Kolloidreaktionen,
Liquorelektrophorese,
Bakteriologie,
Virusdiagnostik (außerdem Suche nach Viren im Rachenabstrich, Stuhl und Urin, Bestimmung komplementbindender und neutralisierender Virusantikörper im Serum, 2malig im Abstand von 2 Wochen),

Toxoplasmosereaktionen in Liquor und Blut.
– Urin: Fahndung nach einer Aminoazidurie.

Röntgenuntersuchungen:
Handwurzelaufnahmen: Entwicklungsstand;
Schädel (und Wirbelsäule) in 2 Ebenen;
Pneumenzephalogramm (PEG) ⎫ nach besonderen Fest-
Angiographie der A. carotis ⎬ legungen
oder der A. vertebralis. ⎭

Spezialuntersuchungen:
Augenarzt (Fundusveränderungen? Stauungspapille?);
Elektroenzephalogramm (EEG);
Echoenzephalographie (Ultraschallecholot);
Hirnszintigraphie;
Elektromyographie (EMG);
Nervenbiopsie (N. suralis);
Hirnbiopsie (nur in Ausnahmefällen).

Bei Verdacht auf Myopathien (vgl. S. 170) sind folgende Untersuchungen von besonderem Wert:
– Elektromyographie (EMG);
– Serumenzymdiagnostik (Kreatininphosphokinase (CPK), Laktatdehydrogenase (LDH), Aldose, Transaminasen (SGPT, SGOT), die sämtlich bei der progressiven Muskeldystrophie stark vermehrt sind – teilweise auch – vor allem die CPK – bei den anderen selteneren Myopathien);
– Muskelbiopsie, wobei zur histologischen Untersuchung möglichst aus einem noch nicht stark betroffenen Muskel exzidiert werden soll (mit Hilfe des EMG auswählen!).

2.14.   Blutungen

Bei Blutungen suchen meist die Eltern den Arzt bereits mit entsprechenden Hinweisen auf.
Sie berichten:
– welches Trauma zu umschriebenen blutenden Verletzungen führte,
– daß eine kleine Verletzung unstillbar oder lange anhaltend geblutet habe,

– daß blutunterlaufene Stellen oder Blutflecken am Körper aufgetreten seien.

Sie klagen eventuell über
– Blutungen aus der Nase, den Ohren oder dem Mund,
– Erbrechen von Blut (s. S. 72),
– blutigen Husten (s. S. 54),
– blutige Stühle (s. S. 82 und 86),
– blutigen Urin,
– Entleerung von Blut aus der Scheide.

Vom Arzt sind dann weiter zu klären:
Wo blutet es? (genaue Lokalisation);
Warum blutet es? (Ursache der Blutung);
Wie stark blutet es? (Ausmaß der Blutung).
Die rasche und exakte Klärung dieser Fragen ist entscheidend für den Ort, die Art und die Dringlichkeit sowie das Ausmaß therapeutischer Maßnahmen (bei stärkeren Blutverlusten).

Eine besondere Problematik bieten *innere oder okkulte Blutungen* ohne äußerlich erkennbare Zeichen einer Blutung.
Beachte: Dringender Verdacht auf eine innere Blutung besteht stets dann, wenn
– *nach einem Trauma,*
– *bei bekannter hämorrhagischer Diathese,*
– *bei bekannter Leberzirrhose und/oder bereits nachgewiesenen Oesophagusvarizen,*
– *bei bekannten Magen-Darm-Ulzera oder*
– *nach länger dauernden abdominalen Beschwerden*
ein plötzlicher Verfall des Allgemeinzustandes mit Schweißausbruch, eine plötzliche Blässe und Zeichen eines Kreislaufschocks (Anstieg der Pulsfrequenz, Abfall vor allem des systolischen Blutdrucks) auftreten.

Die Lokalisation einer okkulten Blutung kann erleichtert werden durch folgende Symptome:

Intrakranielle Blutungen:	*Intraabdominale Blutungen:*
Kopfschmerzen,	Leibschmerzen,
neurologische Ausfälle,	Übelkeit,
Krämpfe,	Erbrechen,
Bewußtlosigkeit.	süßlicher Mundfötor,
	peritoneale Reizerscheinungen

In solchen Fällen ist stets die *sofortige Klinikeinweisung* zu veranlassen.

Die ersten diagnostischen Maßnahmen sind die Bestimmung von *Hämoglobin* und/oder *Erythrozytenzahl* bzw. *Hämatokrit*.

Außerdem sind – sofern nicht aus vitaler Indikation eine sofortige Transfusion von Od-Universal-Blut erfolgt – die *Blutgruppe* zu bestimmen und eine *Kreuzprobe* anzusetzen, damit so rasch wie möglich der Blutverlust ausgeglichen werden kann.

Bekanntlich stellt jedoch bei einer akuten Blutung der aus den verminderten hämatologischen Parametern ersichtliche Grad der Blutungsanämie (s. S. 90) kein Maß für den unmittelbaren Blutverlust dar, sondern ist anfangs um so weniger aussagekräftig, je rascher die Blutung erfolgte. Erst nach Stunden, wenn der Verlust an zirkulierender Blutmenge durch einströmendes Gewebswasser weitgehend ersetzt wurde, kann der Blutverlust aus dem Hämoglobin- oder Hämatokritabfall geschätzt werden.

Die Indikation zu einer sofortigen Transfusion ist darum nicht aus den Laborwerten sondern bei internen Blutungen aus dem Allgemeinzustand des kranken Kindes (Schwere des Schockzustandes) zu stellen.

Weitere *wichtige diagnostische Maßnahmen* sind bei:
– Verdacht auf intrakranielle Blutung:

Echoenzephalographie,
EEG,   } möglichst rasch
Karotisangiographie;

– Verdacht auf intraabdominelle Blutung:

Oesophagoskopie,   } möglichst erst nach mehr-
Gastroskopie,   } tägigem Sistieren der Blutung
Magen-Darm-Kontrastbrei-   } zur Lokalisation der Blutungs-
Passage.   } quelle

Ursachen

Blutungen aus lokaler Ursache:
– Verletzungen aller Art (Schnitt-, Stich-, Platz-, Riß- und Schürfwunden, Frakturen, Prellungen usw.), einschließlich operativer Eingriffe;
– hämorrhagische Entzündungen;
– ulzeröse und nekrotisierende Prozesse;

174

- Fremdkörper;
- Tumoren.

Blutungen aus allgemeiner Ursache (hämorrhagische Diathesen):
- plasmatische Gerinnungsstörungen (Koagulopathien) = 14.1.;
- thrombozytenabhängige Blutungsübel (Thrombozytopenien
und Thrombopathien) = 14.2;
- gefäßbedingte Blutungsübel (Vasopathien) = 14.3.

Für eine hämorrhagische Diathese sprechen folgende mögliche
Indizien:
Familiäre Häufung von Blutungen;
Todesfälle in früher Kindheit durch Blutungen;
Auftreten von Blutungen nach kleinen Verletzungen;
Blutungen nach Zahnextraktionen;
Blutungen nach kleinen Operationen;
gehäuftes Nasenbluten;
häufiges Zahnfleischbluten;
Magen-Darm-Blutungen;
Hämaturien;
verstärkte Periodenblutungen (Metrorrhagien);
Gelenkblutungen;
Hämatome bereits nach Bagatelltraumen;
unterschiedlich große Hautblutungen.

Untersuchungsgang

Anamnese:
Es muß nach den anamnestischen Indizien geforscht werden,
die für ein Gerinnungsübel verdächtig sind. Außerdem: Seit
wann (gehäuft?) Blutungen bei dem Kinde? Gingen Traumen,
Infektionen (Röteln oder andere Viruserkrankungen), Bestrah-
lungen oder die Gabe von Medikamenten voraus?
*Beachte: Bei gehäuften Blutungen ist daran zu denken, daß diese
auch die Folge wiederholter Kindesmißhandlungen sein können,
wobei als Schutzbehauptung zufällige Traumen als Ursache angegeben werden. Bei widersprüchlichen Aussagen über die Blu-
tungsursache und den Unfallhergang sowie beim Mißverhältnis
zwischen der Art und der angeblichen Ursache sowie – besonders
wichtig – beim Nachweis von röntgenologischen Skelettveränderungen muß Meldung an die Staatsanwaltschaft und Klinikeinweisung zur endgültigen Klärung erfolgen.*

175

Klinische Untersuchung:
Hautblutungen, Schleimhautblutungen, Teleangiektasien?
Verteilungstyp der Hautblutungen: Bevorzugung der unteren
Extremität.
Der Charakter von Hautblutungen erlaubt oft bereits eine Ein-
teilung nach der Art der zugrunde liegenden Störung:
flächenhafte Hautblutungen = Koagulopathien;
punktförmige Hautblutungen = Vasopathien;
punkt- und flächenförmige Hautblutungen nebeneinander =
Thrombozytopenien und Thrombopathien;
Milz- und/oder Lebervergrößerung?
Lymphknotenschwellungen?
Gelenkschwellungen? (Gelenkerguß = Blutung).

Laboruntersuchungen:
Gerinnungsstatus;
hämatologische Untersuchungen,
(Knochenmarkspunktion);
Leberproben;
Urinanalyse.
*Beachte: Die Blutentnahmen sollen bei hämorrhagischen Diathesen
stets durch Venenpunktion oder an der Fingerbeere erfolgen (wo
mechanisch leicht eine Blutstillung möglich ist), niemals am Ohr-
läppchen!!!*

Gerinnungsstatus:
Mit Hilfe folgender Globalteste können hämorrhagische Dia-
thesen schnell und zuverlässig differenziert werden:
Blutungszeit;
partielle Thromboplastinzeit (P.T.T.);
Thrombozytenzahl;
Quicktest;
Thrombinzeit;
Fibrinogenbestimmung.

Das nachstehende Diagnostikschema zeigt den Gang der Differentialdiagnostik an.

Diagnostikschema für Blutungsübel
(in Klammern Normwerte der einzelnen Untersuchungen)

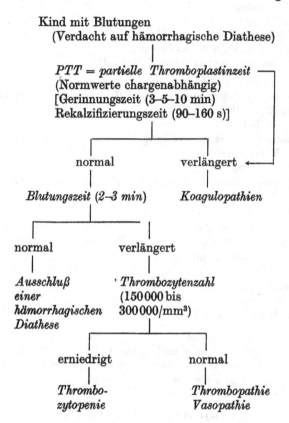

Kind mit Blutungen
(Verdacht auf hämorrhagische Diathese)

PTT = partielle Thromboplastinzeit
(Normwerte chargenabhängig)
[Gerinnungszeit (3–5–10 min)
Rekalzifizierungszeit (90–160 s)]

normal   verlängert

Blutungszeit (2–3 min)   Koagulopathien

normal   verlängert

Ausschluß   Thrombozytenzahl
einer   (150 000 bis
hämorrhagischen   300 000/mm³)
Diathese

erniedrigt   normal

Thrombo-   Thrombopathie
zytopenie   Vasopathie

2.14.1. Koagulopathien

Entsprechend dem Ablauf der Blutgerinnung in 3 Phasen können durch die Gruppenteste die plasmatischen Gerinnungsstörungen wie folgt eingeordnet werden. Anschließend muß
durch Einzelfaktorenbestimmung geklärt werden, um welche
Störung es sich im einzelnen handelt.

177

1. Phase: *Thromboplastinbildung*:
Nachweis von Störungen durch die Bestimmung der *PTT* = *partiellen Thromboplastinzeit*:
Verlängert bei:
Hämophilie A (Faktor-VIII-Mangel),
Hämophilie B (Faktor-IX-Mangel),
Stuart-Prower-Defekt (Faktor-X-Mangel).

2. Phase: *Thrombinbildung*:
Nachweis von Störungen durch die Bestimmung der *Thromboplastinzeit (Quicktest)* ($<75\%$):
Verlängert bei:
Parahämophilie (Faktor-V-Mangel),
Faktor-VII-Mangel,
(Faktor-X-Mangel),
Hypoprothrombinämie (kongenital oder bei akuten und chronischen Lebererkrankungen),
Behandlung mit Antikoagulantien.

3. Phase: *Fibrinbildung*:
Nachweis von Störungen durch die Bestimmung der *Thrombinzeit* (Vergleichswerte nötig):
Verlängert bei:
Afibrinogenämie,
Hyperfibrinolyse,
nach Behandlung mit Heparin.

Koagulopathien kommen vor:
– angeboren: Hämophilie und andere Defektkoagulopathien;
– erworben: Antikörperbildung gegen Gerinnungsfaktoren, Leberschädigung, Verbrauchskoagulopathie.

2.14.2. Thrombozytopenien und Thrombopathien

Definition: Thrombozytär bedingte hämorrhagische Diathesen können durch Verminderung der Thrombozytenzahl unter 100000/mm³ (Thrombozytopenie) oder
gestörte Thrombozytenfunktion bei normaler Thrombozytenzahl (Thrombopathie) verursacht sein.
Bei Thrombozytopenien liegt die kritische Grenze für das Auftreten manifester stärkerer Blutungen zwischen 30000 und 50000/mm³. Thrombozytopenien können angeboren oder er-

worben, isoliert oder mit weiteren Störungen kombiniert, idiopathisch oder symptomatisch auftreten. Thrombopathien sind
eine Sonderform der angeborenen Blutungsübel.

Ursachen

Angeborene Thrombozytopenien
– isolierte Thrombozytopenie der Neugeborenen (durch Isoanti-
körper, die vom mütterlichen Organismus in der Schwangerschaft gebildet wurden);
– symptomatische Thrombozytopenie der Neugeborenen als
Begleitsymptom eines Morbus haemolyticus neonatorum (s.
S. 108), eines Rubella-Syndroms oder anderer angeborener Infektionen;
– angeborene Verbrauchsthrombozytopenie bei Riesenhäm-
angiomen (*Kasabach-Merrit*-Syndrom);
– angeborene Thrombozytopenien bei Mißbildungssyndromen,
kombiniert mit Radiusaplasie und aplastischer Anämie = *Fanconi*-Syndrom;
kombiniert mit Ekzem, Otitis und blutigen Durchfällen = *Wis-
kott-Aldrich*-Syndrom.

Erworbene Thrombozytopenien
– isolierte Thrombozytopenie ohne erkennbare Ursache (idiopathisch) = Morbus maculosus *Werlhof*;
– isolierte Thrombozytopenie bekannter Ursache
postinfektiös (nach Virusinfekten, Röteln, Mononukleose, selten auch nach Pocken- oder Polioschutzimpfung);
toxisch-allergisch (Röntgenstrahlen, Zytostatika und andere
Arzneimittel);
durch Autoantikörper;
– Thrombozytopenie kombiniert mit einer (Hepato-)Spleno-
megalie und einer Anämie = splenogene Markhemmung;
– Thrombozytopenie kombiniert mit einer aplastischen Anämie
= Panmyelopathie (s. S. 92);
– Thrombozytopenie als Symptom einer malignen Hämoblastose (Leukose, maligne Retikulose, Osteomyelofibrose)
(s. S. 95).

Thrombozytopathien (angeboren)
– *Willebrand-Jürgens*-Syndrom (hämophilieähnliches Krankheitsbild mit häufigen Gelenkblutungen, oft mit plasmatischen

Gerinnungsstörungen kombiniert – typische Befundkonstellation: verlängerte Blutungszeit und Verminderung von Faktor VIII oder (selten) IX);
– Thrombasthenie *Glanzmann* (durch mangelhafte Retraktionsaktivität der Thrombozyten).

Untersuchungsgang

Labordiagnostik-Grundprogramm:
Thrombozytenzahl,
Erythrozytenzahl,
Leukozytenzahl,
Differentialblutbild,
Hämoglobin und/oder Hämatokrit.
Beachte: Bei Kombination einer Thrombozytopenie mit einer Anämie (ohne daß stärkere Blutverluste durch eine Blutung erfolgten) besteht dringender Verdacht auf eine Leukose oder andere Hämoblastose. Dieser Verdacht erfordert eine Knochenmarkspunktion zur Klärung.

Labordiagnostik-Zusatzprogramm:
– Knochenmarkspunktion (Ist die Megakaryozytenzahl vermehrt, normal oder vermindert? Bei beschleunigtem Thrombozytenzerfall durch Autoimmunvorgänge erfolgt anfangs eine Vermehrung der Megakaryozyten, erst später – wie bei angeborenen Thrombozytopenien – eine Verminderung.)
(Bestehen Hinweise für eine maligne Hämoblastose?);
– Thrombelastogramm;
– Bestimmung der Thrombozytenfaktoren;
– Thrombozytenlebensdauer (Isotopendiagnostik);
– Thrombozytenfunktionsteste:
Retraktionstest,
Adhäsionstest,
Aggregationstest,
Ausbreitungstest;
– Milzszintigraphie (Isotopendiagnostik);
– Thrombozytenantikörper (*Coombs*- und/oder*Miescher*-Test).

Verbrauchskoagulopathie

Eine akute Verminderung der Thrombozytenzahl ist auch das erste und eines der wichtigsten Symptome einer Verbrauchskoagulopathie (= disseminierte intravasale Koagulation, eine Steigerung der intravasalen Gerinnung durch einen infektiös-toxischen Schock mit Mikrozirkulationsstörungen).

Außer bei einer Sepsis durch gramnegative Keime kommt eine Verbrauchskoagulopathie auch bei anderen bakteriellen oder viralen Infektionen vor, nach Operationen und Verbrennungen, bei Vergiftungen und Transfusionszwischenfällen.

Klinische Erscheinungen der Verbrauchskoagulopathie sind:
– diffuse Haut- und Schleimhautblutungen;
– die thrombotisch-thrombozytopenische Purpura *Moschcowitz* (mit Nierenvenenthrombose);
– *Waterhouse-Friderichsen*-Syndrom (Hautblutungen und -nekrosen bei Meningokokkensepsis – auch mit Nebennierenblutungen kombiniert).

Sicherung der Diagnose einer Verbrauchskoagulopathie durch:
– Nachweis einer Fibrinogenverminderung im Blut,
– Nachweis von Fibrinogenspaltprodukten im Blut durch den Äthanolgelationstest (*Godal*) oder den Protaminsulfattest (*Lipinski*).

Dringliche stationäre Therapie mit Streptokinase oder Heparin ist notwendig, daneben Schockbehandlung und antibiotische Therapie des bakteriellen Grundleidens, hohe Sterblichkeit! Um eine Verbrauchskoagulopathie rechtzeitig schon im Entstehen, vor dem Auftreten eindrucksvoller klinischer Symptome zu erfassen, sollten bei allen Schockzuständen in kurzen Zeitabständen mehrfach die Thrombozytenzahlen kontrolliert werden.

2.14.3. Vasopathien

Gefäßbedingte Blutungsübel werden nach Ausschluß einer Koagulopathie und einer thrombozytenabhängigen hämorrhagischen Diathese diagnostiziert.

Direkter Nachweis der Gefäßwandschädigung ist möglich:
Rumpel-Leede-Versuch (dosierte Stauung mit Blutdruckmanschette),
Saugglockenversuch mit dosiertem Unterdruck.

Eine *angeborene Vasopathie* ist der Morbus *Rendú-Osler*: Teleangiektasien vorwiegend an der Nasen- und Blasenschleimhaut, die zu rezidivierendem Nasenbluten und/oder Hämaturie führen können.

Erworbene Vasopathien sind:
– *Möller-Barlow*sche Krankheit (C-Avitaminose);
– Morbus *Schönlein-Henoch* (Purpura rheumatica) mit
Purpura necrotisans (fulminans) und
Purpura abdominalis als den schwersten Ausprägungen.

Die *Schönlein-Henoch*sche Purpura weist folgende klinische Charakteristika auf:
– symmetrische, oft schubweise auftretende, bräunlich aussehende Hautblutungen vor allem an den Streckseiten der Extremitäten, an den Beinen und am Gesäß, öfter von allergischen Hauterscheinungen begleitet;
– Gelenkschmerzen und -schwellungen;
– kolikartige Leibschmerzen (in schweren Fällen Darmblutungen und Teerstühle);
– Hämaturie (Nephritis).
Beachte: Die klinische Symptomatik der Schönlein-Henochschen Erkrankung ähnelt derjenigen einer Invagination, bei der jedoch das hämorrhagische Exanthem als wichtigstes differentialdiagnostisches Kriterium fehlt.

2.14.4. Organblutungen ohne Nachweis einer hämorrhagischen Diathese

Es sind jeweils die wichtigsten Ursachen geordnet nach ihrer Häufigkeit genannt.

Blutungen aus dem Ohr:
Verletzungen der Gehörgangswand bei Reinigungsversuchen,
Trommelfellrupturen (durch Schlag mit der flachen Hand auf das Ohr);
Gehörgangsfremdkörper,
Schädelbasisfrakturen,
Grippeotitis,
Felsenbeinsarkome.

Nasenbluten:
akute Rhinitis, vor allem bei Virusinfektionen,
Verletzungen der Nasenschleimhäute (durch Bohren in der Nase),
Nasenseptumluxation, } traumatisch bedingt
Nasenbeinfraktur, } (Boxen! Stürze!)
Fremdkörper in der Nase,
bei Allgemeinerkrankungen: Hypertonie, Nephritis.
Sarkome

Blutungen aus dem Mund:
Bei Blutungen aus dem Mund sind zu unterscheiden:
– Blutungen aus der Mundhöhle:
Zahnfleischblutungen,
Zungenbiß,
Stomatitis,
Schleimhautverletzungen,
Tumoren;
– Bluterbrechen (vgl. S. 72 und 73):
Blut aus dem Oesophagus ist frisch oder geronnen,
Blut aus dem Magen oder Duodenum kaffeesatzartig verändert;
– Bluthusten (Hämoptoe): selten!
nach Aspiration von Blut aus Nasen, Mund und Rachen,
Grippelaryngitis bzw. -tracheitis,
Kehlkopfverletzungen,
Fremdkörper,
Bronchiektasen,
Tumoren.

Blutige Durchfälle (vgl. S. 82 und 86):

Scheidenblutungen:
– Pubertas praecox (kombiniert mit anderen Zeichen sexueller Frühreife):
idiopathisch,
symptomatisch (durch hormonaktive Tumoren);
– Lokale Veränderungen:
– Verletzungen (auch an die Möglichkeit eines Stuprums denken!),
– Fremdkörper,
– Scheidensarkom.

Hämaturie (blutiger Urin)

– Makrohämaturie: mit freiem Auge sichtbare blutige Verfärbung des Urins;
– Mikrohämaturie: nur mikroskopisch nachweisbare Erythrozyturie
(über 10 Erythrozyten/mm³ im nicht zentrifugierten Urin n. *Stansfeld-Webb* oder
über 200 Erythrozyten/min bzw. 300000 Erythrozyten/24 Stunden im *Addis*-Count).
Beachte: Eine rote Verfärbung des Urins kann auch nach Aminophenazongabe, einem Bromthaleintest oder anderen Medikamenten, bei hochgestelltem Urin oder durch eine Hämoglobinurie (Transfusionszwischenfälle!) auftreten.

Ursachen (nach ihrer ungefähren Häufigkeit):
Akute Glomerulonephritis.

Nach der Pyelonephritis ist die Glomerulonephritis die häufigste Nierenerkrankung des Kindesalters. Das klassische Bild mit massiver Hämaturie, Oligurie, Ödemen und Blutdrucksteigerung ist seltener geworden, oligo- oder monosymptomatische Formen kommen dagegen häufiger vor, als allgemein angenommen wird.

Pyelonephritis (initial, vor Auftreten der Leukozyturie);
hämorrhagische Zystitis;
orthostatische Hämaturie;
Sport-, Trainings- oder Marschhämaturie;
Urolithiasis;
Traumen;
Harnröhren- oder Blasenfremdkörper;
Harnröhrenpolypen;
Blasenpapillome;
Chronische Nephritis;
Hämorrhagische Diathesen (vgl. S. 176);
Wilms-Tumoren (Nephroblastome, vgl. S. 136);
Fehlbildungen (Stenosen, Zystenniere);
Nierenvenenthrombose;
Alport-Syndrom (familiäre interstitielle Nephritis und Innenohrschwerhörigkeit);
Nierentuberkulose.

Untersuchungsgang

Anamnese:
Häufigkeit und Begleitumstände der Hämaturie, Schmerzen bei der Miktion? Vorkrankheiten (Tonsillitis, Otitis, Sinusitis, Lymphadenitis, Scharlach, Pyodermien)?
Hinweise für familiäres Auftreten, für Traumen, Allergien, vorangegangene Medikamentengabe. Hörstörungen oder Tuberkuloseexposition?

Klinik:
Inspektion des äußeren Genitale zum Ausschluß von Blutungsquellen,
Blutdruckmessung,
Rumpel-Leede-Versuch,
Fokussuche.

Weitere, unbedingt notwendige Untersuchungen:
mehrfache Untersuchung des Morgenurins auf Eiweiß,
Kammerzählung (*Stansfeld-Webb*), Bakteriologie,
3-Gläser-Probe zur Lokalisation der Blutungsquelle,
Blutsenkungsreaktion,
Rachenabstrich auf hämolysierende Streptokokken,
Antistreptolysintiter im Serum, Serumkreatinin,
Abdomenübersicht (Ausschluß von Konkrementen),
Ausscheidungsurogramm (= i.v. Pyelogramm, zum Ausschluß von Fehlbildungen, Steinen, Entzündungen und Tumoren),
(Blasenpunktion zum Zeitpunkt der Hämaturie).

Falls durch diese Untersuchungen keine Klärung erfolgt und die Hämaturie bei mehrfachen Kontrollen auch nach 4 Wochen noch weiterbesteht sind weiterhin indiziert:
Gerinnungsuntersuchungen (vgl. S. 176),
Tuberkulintestung,
Komplementbestimmung,
Bestimmung antinukleärer Faktoren,
Audiometrie.

Bei Fortbestehen der Hämaturie auch noch nach 6 Monaten ist die stationäre Einweisung zur
Urethro- und Zystoskopie,
Miktionszystourogramm (MCU),
Clearanceuntersuchungen,
Nierenbiopsie angezeigt.

2.15. Störungen der Gewichtszunahme

Das Heranwachsen eines Kindes erfolgt in enger Wechselbeziehung zwischen morphologischer und funktioneller Entwicklung, zwischen Körperwachstum, Reifung und Differenzierung. Dabei spielen sowohl genetisch-funktionelle als auch Umweltfaktoren eine große Rolle.

Abb. 10:
Somatogramm für Knaben in
der DDR (nach *Oehmisch*)

Abb. 10a:
Körperhöhe bezogen auf das Alter

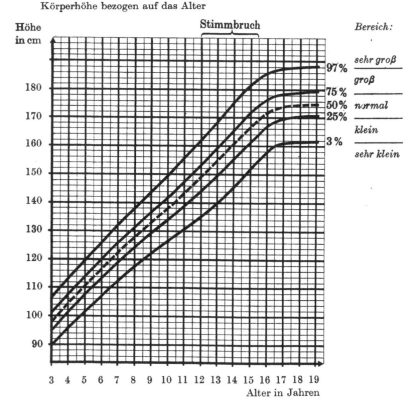

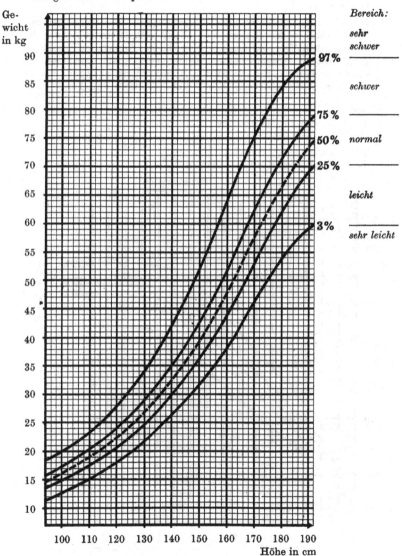

Abb. 10b: **Körpergewicht bezogen auf die Körperhöhe**

Ge-wicht in kg

Bereich:

sehr schwer

schwer

normal

leicht

sehr leicht

97%

75%

50%

25%

3%

Höhe in cm

Die wichtigsten Parameter des somatischen Wachstums sind *Körperlänge* und *Körpergewicht,* zwischen denen eine enge Korrelation besteht.

Dagegen ist die formal rechnerisch ebenfalls nachweisbare Korrelation zwischen dem Alter und dem Körpergewicht nur vorgetäuscht durch die engen Beziehungen von Alter und Körperlänge einerseits, Körperlänge und Gewicht andererseits. Es ist deshalb sinnvoller, das Gewicht von Kindern auf ihre Länge und nicht – wie bisher auch in Normwerttabellen üblich – direkt auf das Alter zu beziehen.

Abb. 11:
Somatogramm für Mädchen in der DDR (nach *Oehmisch*)

Abb. 11a:
Körperhöhe bezogen auf das Alter

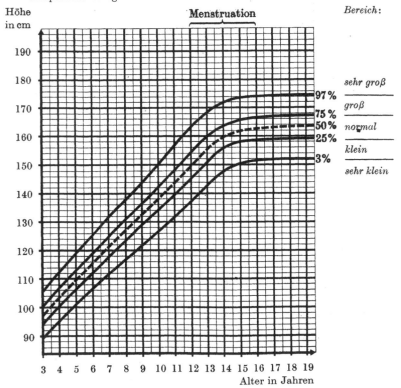

Abb. 11b: Körpergewicht
bezogen auf die Körperhöhe

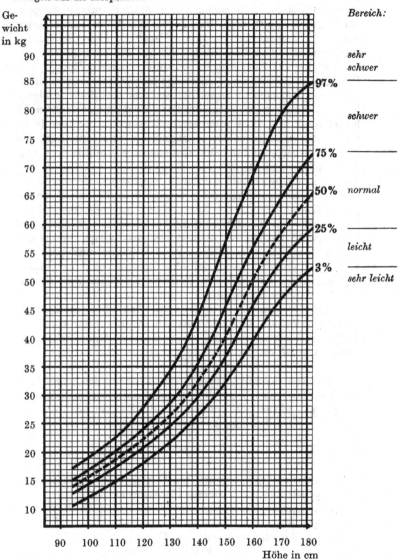

Die regelmäßige Bestimmung von Körperlänge und Körpergewicht gehört zu jeder kinderärztlichen Konsultation ebenso wie zu den Reihenuntersuchungen in Mütterberatung, Krippe, Kindergarten und Schule. Daraus ergibt sich für jedes einzelne Kind im Längsschnitt ein guter Überblick über die Wachstumsdynamik. Einzelmessungen, die nur den momentanen Befund festhalten, sind dagegen viel weniger aussagefähig.

Für Kinder über 97 cm Körperlänge (entsprechend etwa einem Alter von $3^1/_2$ Jahren) liegen die aus den 1967/1968 erfolgten Messungen einer repräsentativen DDR-Stichprobe von *Oehmisch* berechneten und 1970 publizierten Normwerte vor, aus denen vom Autor auch Entwicklungsdiagramme für Körperlänge und Gewicht – getrennt für beide Geschlechter – konstruiert wurden (Abb. 10 und 11).

Für jüngere Kinder muß auf die älteren Normwerte von *Sälzler* und *Marcusson* zurückgegriffen werden. Tab. 17 enthält die aus diesen Werten berechneten Normgrenzen (arithmetisches Mittel minus oder plus 2- oder 3mal die Standardabweichung s) und zwar sowohl die Grenzen für den 2-Sigma-Bereich (minus und plus 2 s) wie für den 3-Sigma-Bereich (minus und plus 3 s). Unter der Voraussetzung, daß eine Normalverteilung vorhanden ist, liegen 95 % aller Meßwerte im 2-Sigma-Bereich und 99,7 % im 3-Sigma-Bereich.

Beachte: Entgegen dieser deskriptiven Feststellung müssen für praktisch-klinische Zwecke bereits Abweichungen des kindlichen Körpergewichtes über die 2-Sigma-Schranken hinaus als pathologisch beurteilt werden.

Aus den von *Oehmisch* angegebenen Diagrammen (Abb. 10 u. 11) kann für jedes – über der entsprechenden Körperlänge eingetragene – aktuelle Körpergewicht die Einteilung in eine der folgenden Klassifizierungen abgelesen werden:

Klinische Beurteilung

< 3 % : sehr leicht	deutliches Untergewicht (Dystrophie)
3–25 % : leicht	leichtes Untergewicht ⎱
25–75 % : normal	noch im
75–97 % : schwer	leichtes Übergewicht ⎰ Normbereich
> 97 % : sehr schwer	deutliches Übergewicht = Fettsucht (Adipositas)

Dabei entsprechen die hier als Grenzen benutzten 3. und 97. Perzentile ziemlich genau dem 2-Sigma-Bereich. Im Gegensatz zur Körperlänge (vgl. S. 199) reagiert das Körpergewicht schneller und viel ausgeprägter mit Zu- oder Abnahme auf endogene oder exogene Störungen. Der wichtigste Faktor, der die Gewichtszunahme beeinflußt, ist die zugeführte (und aufgenommene) Kalorienmenge. Unter unseren günstigen Lebensbedingungen kommt ein Übergewicht auch bei Kindern wesentlich häufiger vor als ein deutliches Untergewicht.

2.15.1. Übergewicht

Bei etwa 97 % aller übergewichtigen Kinder (Körpergewicht >97. Perzentile bzw. über der oberen 2-Sigma-Schranke) liegt eine *primäre* Adipositas vor (*Spranger*), d. h. eine alimentäre oder *Mastfettsucht*.

Diese klinisch benigne, aber prognostisch bezüglich der verkürzten Lebenserwartung und der oft ungenügenden diätetisch-therapeutischen Beeinflußbarkeit durchaus ernst zu nehmende Störung ist meist mit einer normalen oder deutlich vergrößerten Körperlänge verbunden (sog. Adiposogigantismus), und die Skelettreifung ist ebenfalls oft beschleunigt. Der Blutdruck ist in der Regel leicht erhöht. Sonstige krankhafte Befunde fehlen. Die nicht selten nachweisbaren leichten Stoffwechselveränderungen sind sekundär und als belanglos einzuschätzen. Eltern und andere Familienangehörige sind meist gleichfalls adipös, was durch genetische Einflüsse, vor allem aber die familiären Eßgewohnheiten bedingt ist. Aber auch eine konstitutionelle Antriebsarmut mit mangelhafter körperlicher Betätigung und eine ungenügende Bewältigung seelischer Konfliktsituationen sind für die Genese der Mastfettsucht von Bedeutung. Diese kann schon im Säuglings- und Kleinkindesalter beginnen, wird besonders häufig aber in der Präpubertät beobachtet.

Die differentialdiagnostische Problematik besteht darin, die restlichen etwa 3 % der adipösen Kinder herauszufinden, bei denen eine *sekundäre oder symptomatische Fettsucht* besteht, die nur das Begleitsymptom einer allgemeinen Störung ist.

Folgende Merkmale sprechen für eine solche sekundäre Adipositas, die unbedingt einer eingehenden Klärung bedarf:
– Minderwuchs = leichte oder sogar deutliche Verminderung der Körperlänge gegenüber dem Alter (vgl. S. 201),

- psychomotorische Retardierung,
- Vorhandensein von Organ- oder Skelettfehlbildungen,
- deutlich erhöhter Blutdruck,
- pathologische Augenhintergrundsbefunde (vgl. S. 216),
- verzögerte Skelettreifung (Knochenalter < Längenalter).

Untersuchungsgang

Für die Abklärung einer kindlichen Adipositas in der ambulanten Praxis kann daher folgendes *Kurzprogramm* empfohlen werden:

Anamnese:
Familiarität? (Körpergewicht und Größe der Eltern und anderer Angehöriger),
Seit wann fiel beim Kind Fettsucht auf? (Frühere Körpermaße oder Fotos beschaffen.)
Wie war die psychomotorische Entwicklung? (Sitzen, Stehen, Laufen, Sprechen)
Wieviel ißt und trinkt das Kind im Durchschnitt täglich? Nascht es zusätzlich viel?
Wie ist seine körperliche Aktivität? Treibt es außerschulischen Sport? Wie sind die Schulleistungen? Wie ist das Verhalten (normal oder gestört)?
Gibt es Anhalt für seelische Konflikte?

Klinischer Befund:
Wie ist die Verteilung des Fettgewebes am Körper?
Sind Striae vorhanden?
Wie sind die Genitalien entwickelt? Sind sekundäre Geschlechtsmerkmale vorhanden?
Sind irgendwelche Mißbildungen erkennbar?
Blutdruckmessung (möglichst mehrfach!).

Röntgenaufnahmen:
Handwurzelknochen: Skelettentwicklung normal, retardiert oder beschleunigt? (Beurteilung nach dem Atlas von *Greulich* und *Pyle* oder dem Atlas von *Schmid* und *Moll*).
Osteoporose? Syn- oder Polydaktylie? (Schädel in 2 Ebenen: Hirndruckzeichen, Sellaerweiterung?).

Augenärztliche Untersuchung:
Augenhintergrund: Stauungspapille, Retinitis pigmentosa?

Laboruntersuchungen:
Blutbild,
Urin (Glukosurie).

Beachte: Nur wenn sich bei diesen Untersuchungen pathologische Befunde ergeben, sind weitere Untersuchungen nötig, um den Verdacht auf eine sekundäre Adipositas genauer zu klären.

Sekundäre Adipositas

Ursachen einer sekundären Fettsucht:

– Endokrine Störungen:
Cushing-Syndrom – selten primäre Nebennierenrinden-Überfunktion durch Tumoren oder Hyperplasie
– meist iatrogen durch längere und hochdosierte Corticosteroidbehandlung (Steroid- oder Pseudo-*Cushing*).
Leichtes Übergewicht kommt auch vor bei
Hypothyreose (durch das Myxödem) (s. S. 207),
hypophysärem Minderwuchs (s. S. 206),
Pseudohypoparathyreoidismus (Hyperphosphatämie und Hypocalcämie infolge ungenügenden Ansprechens der Nierentubuli auf das Parathormon).

– Genetische Störungen:
Prader-Labhart-Willi-Syndrom und andere Fehlbildungs-Retardierungssyndrome,
(*Laurence-Moon-*)*Biedl-Bardet*-Syndrom und andere Adipositas-Fehlbildungssyndrome.

– Tumorbildung:
Dystrophia-adiposo-genitalis (*Fröhlich*) – dienzephaler Tumor führt zu Adipositas und echtem Hypogenitalismus.

– Stoffwechselstörungen:
Leichtes bis mäßiges Übergewicht kommt auch vor bei
Glykogenose (Glykogenspeicherkrankheit *V. Giercke*, Lebervergrößerung!);
Mauriac-Syndrom (Lebervergrößerung bei ungenügend eingestelltem Diabetes mellitus).

Diagnostik

Die Symptomatik der wichtigsten Erkrankungen zeigt die synoptische Tabelle 16.

Tabelle 16:
Differentialdiagnose der wichtigsten Typen sekundärer Adipositas

	Cushing-Syndrom	*Prader-Labhart-Syndrom*	*Biedl-Bardet-Syndrom*	*Fröhlich-Syndrom*
Erblichkeit	fehlt	vorhanden	autosomal, rezessiv	fehlt
Körperlänge	normal oder vermindert	vermindert	meist vermindert	vermindert
Adipositastyp	Vollmondgesicht, Stiernacken	Beckengürteltyp	untypisch	Beckengürteltyp
Geistige Entwicklung	normal	Debilität	Debilität	normal
Eintritt der Pubertät	normal	fehlt	verzögert	fehlt
Blutdruck	deutlich erhöht	normal	normal	normal
Sonstige Besonderheiten	Polyglobulie, Eosinopenie Glukosurie	auffällige Muskelhypotonie besonders im Säuglingsalter	Sehstörungen, Schwerhörigkeit	Hirndruckzeichen, psychische Auffälligkeiten, Diabetes insipidus
Augenarzt	–	–	Retinitis pigmentosa, Hemeralopie	Stauungspapille, Gesichtsfeldausfälle
Skelettveränderungen	Osteoporose	evtl. Syndaktylie	Polydaktylie, Syndaktylie	intrakranielle Verkalkungen, Sella-Erweiterung

Zusatzuntersuchungen:
Wenn sich danach ein ernsthafter Verdacht auf eine maligne
Form der sekundären Fettsucht ergibt, sind folgende weitere
Untersuchungen angezeigt:

Verdacht auf Cushing-Syndrom:
Suche nach weiteren Zeichen der Nebennierenrindenüberfunktion:
- Blutzuckertagesprofil,
- Glukosebelastungstest,
- Elektrolytbestimmungen (Natrium, Kalium, Chlor),
- 17-Ketosteroid- und 17-Hydroxykortikoid-Ausscheidung
(24-h-Sammelurin),
- Dexamethason-Suppressionstest zur Differenzierung zwischen
Karzinom, Hyperplasie oder Adenom,
- Pneumo-Retroperitoneum mit i.v. Pyelographie und Tomographie kombiniert,
- Angiographie der Nebennieren,
- Laparotomie.

Verdacht auf Fröhlich-Syndrom:
- EEG-Untersuchung,
- Pneumenzephalographie,
- zerebrale Angiographie.

Andere aufwendige Hormonbestimmungen sind bei Adipositas
nur dann sinnvoll, wenn gezielter Verdacht auf eine bestimmte
Endokrinopathie besteht.

2.15.2. Untergewicht

In der deutschsprachigen Literatur werden Erkrankungen, deren
Leitsymptom das Untergewicht ist, als *chronische Ernährungsstörungen* oder *Gedeihstörungen* bezeichnet und nach dem
Schweregrad in eine
leichtere Form = *Dystrophie* und eine
schwerere Form = *Atrophie* unterteilt.
Bei dem guten Lebensstandard, der in unserem Lande allen
Bürgern garantiert ist, und einer umfassenden, gut organisierten Säuglings- und Kleinkinderfürsorge kommt es nur ausnahmsweise noch zur Entstehung einer stärkeren Dystrophie

durch Unterernährung, Atrophien sind· sogar glücklicherweise ausgesprochene Raritäten.

Beachte: Untergewicht und Nichtgedeihen eines Kindes – vorwiegend im Säuglings- und Kleinkindesalter – sind bei uns fast immer durch eine chronische Erkrankung bedingt, die durch exakte – notfalls stationäre – Diagnostik unbedingt abgeklärt werden muß.

Dagegen leben nach Angaben der WHO (1974) in den sog. Entwicklungsländern der Erde rund 400 Millionen Kinder im Alter von 0–5 Jahren, von denen etwa 1/4 deutliche Zeichen einer als PCM (protein-calorie-malnutrition) oder PEM (protein-energy-malnutrition bezeichneten Hungerdystrophie durch chronische Unterernährung aufweisen. Diese stellt in jenen Gebieten somit die häufigste Gesundheitsstörung im Kindesalter überhaupt dar, ihr folgen an Häufigkeit die Infektions- und parasitären Erkrankungen sowie Anämien. Die Einteilung dieser Hungerdystrophie in leichte, mittelschwere und schwere Formen bezieht sich auf das Normalgewicht (90 %-, 80 %- und 60 %-Schranke).

Wenn wir uns bei der Beurteilung eines Untergewichtes auf die DDR-Normwerte von *Sälzler/Marcusson/Oehmisch* beziehen (vgl. Abb. 10 u. 11 und Tab. 17), so ist folgende Einteilung in Anlehnung an die WHO-Klassifikation der Unterernährung zu empfehlen:

Körpergewicht im 1-Sigma-Bereich (Durchschnittsgewicht ± s) = *Idealgewicht.*

Körpergewicht im Bereich von unter 1 bis −2 Sigma = *leichte* (angedeutete) *Dystrophie.*

Körpergewicht im Bereich von unter 2 bis −3 Sigma = *deutliche Dystrophie.*

Körpergewicht unter −3 Sigma = *schwere Dystrophie* (Atrophie).

Die entsprechenden Schranken für den 2- und 3-Sigma-Bereich sind in der Tab. 17 berechnet, um die Beurteilung untergewichtiger Kinder zu erleichtern.

Ursachen einer Dystrophie

Fehlernährungen:
– quantitativ ungenügende Ernährung (falsch zubereitete Milchverdünnungen oder Fertignahrungen);

Tabelle 17:

Normalbereichsgrenzen für das kindliche Körpergewicht nach den Normalwerten von *Sälzler/Marcusson/Oehmisch* (in Kilogramm)

Alter	Knaben				Mädchen			
	−3 s	−2 s	+2 s	+3 s	−3 s	−2 s	+2 s	+3 s
1 M.	2,5	3,1	5,2	5,8	2,6	3,1	4,7	5,2
2 M.	3,1	3,8	6,3	7,0	2,9	3,5	5,9	6,5
3 M.	3,7	4,5	7,3	8,1	3,5	4,1	6,9	7,6
4 M.	4,2	5,1	8,3	9,2	4,0	4,7	7,7	8,5
5 M.	4,7	5,6	9,2	10,0	4,5	5,3	8,5	9,3
6 M.	5,4	6,3	9,8	10,7	4,9	5,8	9,3	10,2
7 M.	5,7	6,6	10,3	11,2	5,3	6,2	9,8	10,6
8 M.	6,2	7,1	10,8	11,7	5,5	6,4	10,3	11,3
9 M.	6,3	7,3	11,3	12,3	5,7	6,8	10,8	11,8
10 M.	6,8	7,8	11,5	12,5	6,2	7,2	10,9	11,8
11 M.	6,9	7,9	12,0	13,0	6,4	7,4	11,3	12,3
1 J.	7,1	8,2	12,5	13,6	6,4	7,5	11,9	13,0
1¼ J.	7,5	8,7	13,3	14,5	7,0	8,1	12,6	13,7
1½ J.	7,8	9,1	14,1	15,4	7,5	8,7	13,3	14,5
1¾ J.	8,2	9,5	14,6	15,9	7,7	9,0	14,0	15,3
2 J.	8,9	10,1	15,1	16,4	8,3	9,5	14,5	15,8
2¼ J.	9,1	10,5	15,8	17,1	8,6	9,9	15,3	16,6
2½ J.	9,4	10,9	16,3	17,7	9,1	10,4	15,7	17,1
2¾ J.	9,8	11,2	16,9	18,3	9,3	10,7	16,3	17,7
3 J.	10,3	11,6	17,0	18,3	10,1	11,4	16,6	18,0
3¼ J.	10,0	11,7	18,5	20,2	9,2	11,0	18,2	20,0
3½ J.	10,5	12,2	19,0	20,7	9,7	11,5	18,9	20,5
3¾ J.	10,8	12,6	18,8	21,6	10,3	12,2	19,8	21,7
4 J.	11,3	13,1	20,3	22,1	10,8	12,7	20,3	22,2
4¼ J.	11,8	13,6	20,8	22,6	11,3	13,2	20,8	22,7
4½ J.	12,5	14,3	21,5	23,3	11,9	13,8	21,4	23,3
4¾ J.	12,9	14,7	21,9	23,7	12,3	14,2	21,8	23,7
5 J.	13,2	15,1	22,7	24,6	12,8	14,8	22,8	24,8
5¼ J,	13,8	15,7	23,3	25,2	13,2	15,2	23,2	25,2
5½ J.	14,0	15,9	23,5	25,4	13,7	15,7	23,7	25,7
5¾ J.	14,6	16,5	24,1	26,0	14,0	16,0	24,0	26,0
6 J.	14,6	16,6	24,6	26,6	13,9	16,2	25,2	27,5

Alter	Knaben				Mädchen			
	$-3s$	$-2s$	$+2s$	$+3s$	$-3s$	$-2s$	$+2s$	$+3s$
$6^1/_4$ J.	15,4	17,4	25,4	27,4	14,4	16,7	25,7	28,0
$6^1/_2$ J.	15,8	17,8	25,8	27,8	15,2	17,5	26,5	28,8
$6^3/_4$ J.	16,7	18,7	26,7	28,7	15,7	18,0	27,0	29,3
7 J.	16,3	18,6	27,8	30,1	15,8	18,3	28,3	30,8
$7^1/_4$ J.	17,1	19,4	28,6	30,9	16,2	18,7	28,7	31,2
$7^1/_2$ J.	17,6	19,9	29,1	31,4	17,0	19,5	29,5	32,0
$7^3/_4$ J.	18,2	20,5	29,7	32,0	17,5	20,0	30,0	32,5
8 J.	17,7	20,2	30,7	33,2	17,4	20,1	30,9	33,6
$8^1/_4$ J.	18,6	21,1	31,6	34,1	18,4	21,1	31,9	34,6
$8^1/_2$ J.	19,1	21,6	32,1	34,6	19,0	21,7	32,5	35,2
$8^3/_4$ J.	20,4	22,9	32,9	35,4	19,5	22,2	33,0	35,7
9 J.	19,3	22,3	34,3	37,3	18,6	21,8	34,6	37,8
$9^1/_4$ J.	19,7	22,7	34,7	37,7	19,8	23,0	35,8	39,0
$9^1/_2$ J.	20,6	23,6	35,6	38,6	20,4	23,6	36,4	39,6
$9^3/_4$ J.	21,4	24,4	36,4	39,4	21,2	24,3	37,1	40,3
10 J.	20,8	24,3	38,3	41,8	20,5	24,2	38,6	42,3
$10^1/_2$ J.	22	26	40	43	23	26	41	44
11 J.	23	27	43	47	21	26	45	50
$11^1/_2$ J.	25	29	45	49	24	29	48	53
12 J.	23	28	48	53	23	29	53	60
$12^1/_2$ J.	26	31	51	56	25	31	55	62
13 J.	26	32	55	61	25	32	61	68
$13^1/_2$ J.	28	35	58	64	28	35	64	71
14 J.	30	36	62	68	29	36	65	72
15 J.	34	41	69	76	31	38	67	74
16 J.	39	46	76	83	33	40	69	76
17 J.	41	48	78	85	35	42	70	77
18 J.	43	50	80	87	36	43	71	78

– qualitativ ungenügende Ernährung:
einseitige Milchernährung (Milchnährschaden),
einseitige Mehlernährung (Mehlnährschaden, Eiweißmangel),
Vitamin-Mangel-Ernährung.

Chronische gastro-intestinale Erkrankungen:
– rezidivierendes Erbrechen (s. S. 69),
– rezidivierende Durchfälle (s. S. 83),
– Malabsorptionssyndrom (s. S. 84),
– Zöliakie (s. S. 85),
– Mukoviszidose (s. S. 85),
– chronische Hepatitis (s. S. 111),
– Leberzirrhose (s. S. 138),
– Megacolon congenitum (*Hirschsprung*) (s. S. 87).

Chronische kardiale Erkrankungen:
– angeborene Herzfehler (s. S. 117).

Chronisch renale Erkrankungen (vgl. S. 150):
– chronische Pyelonephritis,
– Nierenfehlbildungen,
– chronische Niereninsuffizienz.

Chronische bronchopulmonale Erkrankungen (vgl. S. 53): (selten).
Chronische zerebrale Erkrankungen (vgl. S. 164): (selten).
Chronische Stoffwechselkrankheiten: (selten).
Chronische oder rezidivierende Allgemeininfektionen: (selten).

Psychogene Störungen:
– Anorexia nervosa (vorwiegend bei Mädchen im Präpubertäts-
und Pubertätsalter) = psychogene Magersucht.

Wesentliche Hinweise für die Einordnung einer Dystrophie gibt
schon eine sorgfältig erhobene Anamnese.
Der weitere Untersuchungsgang ist bei den genannten Erkrankungen nachzulesen.

2.16.   Wachstumsstörungen

Ein auffälliger Minder- oder Höherwuchs führt – vor allem im
Schulalter – nicht selten zu erheblichen psychosozialen Kon-
flikten der betroffenen Kinder. Sie werden oft verspottet und
in eine gesellschaftliche Außenseiterposition gedrängt. Beim
Minderwuchs sind sie außerdem auch körperlich, besonders im
Sportunterricht, ihren gleichaltrigen Klassenkameraden unter-
legen.
Da ein Teil dieser Wachstumsstörungen heute erfolgreich behandelt werden kann, ist die exakte differentialdiagnostische

Abgrenzung der verschiedenen Formen des Minder- oder Höherwuchses notwendig. Diese sollte so früh wie möglich erfolgen, da dann – falls eine Behandlung überhaupt in Frage kommt – die therapeutischen Resultate günstiger sind.

Im Gegensatz zu dem viel labileren Körpergewicht (vgl. S. 186) reagiert die Körperlänge viel langsamer (aber stetiger) auf retardierende oder akzelerierende endogene oder exogene Faktoren.

Nach *Prader* setzt normales Wachstum ein quantitativ ausreichendes und qualitativ hochwertiges Aufbaumaterial, einen normalen Stoffwechsel zur Verarbeitung dieser Aufbaustoffe, eine normale neurohormonale Regulation und eine normale Wachstumspotenz der Endorgane voraus. Genetische Einflüsse können über die drei letzten Faktoren wirksam werden. An jeder einzelnen Stelle dieser komplexen Regelung kann eine Störung auftreten.

Als Bezug für die Beurteilung des Körperwachstums müssen die von *Sälzler, Marcusson* und *Oehmisch* für die Kinder und Jugendlichen in der DDR an großen Stichproben gewonnenen Durchschnittswerte genommen werden (Mittelwert und Standardabweichung s). Innerhalb eines Bereiches von ± der Standardabweichung liegen – wenn die Verteilung der Meßwerte einer Normalverteilung entspricht – um den Mittelwert 68 % aller Meßwerte, in einem Bereich von ±2 s 95 % und im 3fachen Sigmabereich sogar 99,7 % der Werte.

Eine Körperlänge, die mehr als 3 Standardabweichungen von dem altersentsprechenden Durchschnittswert abweicht, ist damit sicher, eine Abweichung von mehr als 2 Sigma aber schon mit großer Wahrscheinlichkeit pathologisch.

Damit kann folgende Einteilung der Wachstumsstörungen und ihre genaue Definition (durch Vergleich mit den Normwerten) getroffen werden.

Um die Entscheidung über die Beurteilung von Wachstumsstörungen zu erleichtern, sind die Grenzwerte der 2- und 3-Sigma-Bereiche in der Tabelle 19 (entsprechend den DDR-Normwerten) zusammengestellt.

Beachte: Wachstumsstörungen in Form des Minderwuchses sind häufiger als der Höherwuchs.

Zur Beurteilung von Wachstumsstörungen ist möglichst nicht von einem einmaligen Meßwert auszugehen, sondern ein Entwicklungsdiagramm unter Benutzung aller früheren Werte (aus der Ent-

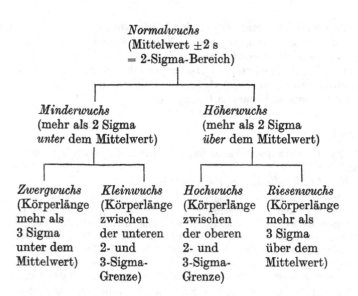

Normalwuchs
(Mittelwert ±2 s
= 2-Sigma-Bereich)

Minderwuchs
(mehr als 2 Sigma
unter dem Mittelwert)

Höherwuchs
(mehr als 2 Sigma
über dem Mittelwert)

Zwergwuchs
(Körperlänge
mehr als
3 Sigma
unter dem
Mittelwert)

Kleinwuchs
(Körperlänge
zwischen
der unteren
2- und
3-Sigma-
Grenze)

Hochwuchs
(Körperlänge
zwischen
der oberen
2- und
3-Sigma-
Grenze)

Riesenwuchs
(Körperlänge
mehr als
3 Sigma
über dem
Mittelwert)

bindungsklinik, der Mütterberatung, Krippe, Kindergarten, Schule, Poliklinik und Klinik) aufzustellen, um die Dynamik der Störung, ihren Beginn und zeitlichen Ablauf zu beurteilen.

Für ein solches Entwicklungsdiagramm werden in einem Koordinatennetz auf der Abszisse (x-Achse) das chronologische (Lebens-) Alter des Patienten und auf der Ordinate (y-Achse) das Längenalter (sowie falls vorhanden, das aus dem Entwicklungsstand der Handwurzelknochen berechnete Knochenalter) eingetragen.

2.16.1. Minderwuchs

Bei kontinuierlichem Zurückbleiben der Längenentwicklung sollte spätestens beim Überschreiten der unteren 2-Sigma-Grenze eine entsprechende Diagnostik zur Klärung der Ursachen erfolgen.

Minderwuchs ist das Leitsymptom der meisten endokrinen Störungen und der angeborenen Knochendysplasien, sowie die Begleiterscheinung anderer chronischer Krankheiten.

Nach seiner Pathogenese kann der Minderwuchs
– hypokalorisch (ungenügendes Nahrungsangebot oder ungenügende Nahrungsaufnahme),
– endokrin (hypophysär, hypothyreotisch, durch *Cushing*-Syndrom, adrenogenitales Syndrom, Pubertas praecox),
– durch sonstige Ursachen bedingt sein.

Ursachen

Wegen ihrer Häufigkeit sind folgende Ursachen besonders wichtig:

a) *Konstitutionelle Entwicklungsverzögerung*

Bei diesen Kindern sind Längenentwicklung und Skelettreifung verzögert, ohne daß eine endokrine Störung oder andere Ursachen nachgewiesen werden können. Der Rückstand kann im Schulalter 2 bis 5 Jahre betragen. Auch die sexuelle Entwicklung ist um 2 bis $2^{1}/_{2}$ Jahre verzögert. Der Epiphysenschluß und damit die Wachstumsdauer sind verlängert und daher erreichen die Jugendlichen zuletzt eine normale Körpergröße, meist im unteren Normalbereich.

b) Chronische gastroenterale Erkrankungen mit Resorptionsstörung z. B. *Zöliakie, Mukoviszidose* (intestinaler Minderwuchs).

c) Angeborene *Herzfehler*, vor allem zyanotische Vitien (kardialer Minderwuchs).

d) Chronische renale Erkrankungen mit *Niereninsuffizienz* (renaler Minderwuchs).

e) *Hypothyreose.*

f) *Primordialer* Minderwuchs.

g) *Hypophysärer* Minderwuchs.

h) Langdauernde Behandlung mit Corticosteroiden = *iatrogener Minderwuchs.*

Alle übrigen Ursachen sind selten und erst nach Ausschluß der vorgenannten Ursachen in Erwägung zu ziehen. Dazu gehören:
– Unterernährung,
– chronische schwere pulmonale Erkrankungen,
– angeborene oder erworbene schwere Hirnschäden (= dyszerebraler Minderwuchs),
– chronische schwere Leberschäden (= hepatischer Minderwuchs),
– Osteo-Chondro-Dysplasien (= Knochendysplasien).

Aus dieser großen Gruppe seltener angeborener Störungen sind am wichtigsten:

– Bereits bei Geburt manifest:
Achondroplasie (früher als Chondrodystrophie bezeichnet),
Dysplasia cleido-cranialis,
Osteogenesis imperfecta.

– Erst später manifest werdend:
Hypochondroplasie,
Dyschondroosteose (mit *Madelung*scher Deformität),
multiple epiphysäre Dysplasie (u.a. Typ *Ribbing*).

– *Mukopolysaccharidosen:*
Pfaundler-Hurler-, *Hunter-*, *Morquio-* und andere seltene Syndrome.

– *Weitere Knorpel-Knochen-Störungen:*
multiple cartilaginäre Exostosen,
Marmorknochenkrankheit (*Albers-Schönberg*),
schwere Rheumatoidarthritis.

– *Metabolische Störungen:*
Phenylketonurie,
Glykogenosen,
Hypophosphatasie,
Vitamin-D-resistente Rachitis,
Thesaurismosen (verschiedene seltene Speicherkrankheiten).

– Endokrine Störungen:
Adrenogenitales Syndrom (vgl. S. 209),
Pubertas praecox (vgl. S. 209),
chronische Nebennierenrindeninsuffizienz,
Hypoparathyreoidismus (Insuffizienz der Nebenschilddrüsen).

– Chromosomenaberrationen:
Down-Syndrom („Mongolismus"),
weitere autosomale Aberrationen,
Ullrich-Turner-Syndrom,
weitere gonosomale Aberrationen (teilweise auch mit Höherwuchs, s. S. 209).

Untersuchungsgang

Anamnese:
Körpergröße der Eltern, Geschwister und anderer Familienmitglieder, Daten über die somatische und psychomotorische Entwicklung dieser Personen;

Verlauf von Schwangerschaft und Geburt (Komplikationen)
Schwangerschaftsdauer, Körpermaße bei der Geburt?; weitere
Daten der körperlichen, statischen und geistigen Entwicklung
(Größe, Gewicht, Umfangsmaße, Zahnentwicklung, wann Ste-
hen, Laufen, Sprechen);
bisherige Erkrankungen, Daueranwendung von Medikamenten?

Direkte Untersuchung:
Besonders ist auf die Körperproportionen, dysplastische Zeichen, Hinweise auf innere oder Skelettfehlbildungen, Symptome
eines angeborenen Herzfehlers, einer chronischen pulmonalen,
gastroenteralen, renalen oder zerebralen Erkrankung zu fahnden.
Bestehen Symptome einer Hypothyreose?
Ist die Entwicklung der Genitalien und der sekundären Geschlechtsmerkmale gestört?

Laboruntersuchungen:
Blutsenkungsgeschwindigkeit,
Blutbild,
Harnstatus mit *Fölling*-Probe (positiv bei Phenylketonurie),
Berry-Test (Urinsuchtest für Mukopolysaccharidosen),
Perry-Test (Suchtest für angeborene Stoffwechseldefekte),
Serumcalcium,
Serumphosphor,
alkalische Phosphatase im Serum,
Serumharnstoff und -kreatinin,
Transaminasen im Serum,
Gesamteiweiß und Elektrophorese,
Serumcholesterin.

Röntgenuntersuchungen:
Handskelett (Entwicklungsstand der Handwurzeln und Bestimmung des Knochenalters);
bei Verdacht auf Knochendysplasien auch:
Röntgenuntersuchung von Schädel, Thorax, Becken, Wirbelsäule und Extremitäten.

Gezielte Zusatzuntersuchungen bei:
– Verdacht auf ZNS-Erkrankungen (s. S. 143 und 154);
– Verdacht auf angeborene Herzfehler (s. S. 117);

– Verdacht auf chronische Lungenerkrankungen (s. S. 53);
– Verdacht auf chronische gastroenterale Erkrankungen (s. S. 83);
– Verdacht auf eine chronische Niereninsuffizienz (s. S. 150);
– klinischem Verdacht auf eine Gonadendysgenesie:
Bestimmung des Kerngeschlechtes (Leukozytenkernanhänge, *Barr*-Körper in Mundepithelien = Sexchromatin),
Chromosomenanalyse;
– klinischem Verdacht auf eine Hypothyreose:
PBJ-Bestimmung (proteingebundenes Jod),
Thyroxin-Jod-Bestimmung,
T_3- und T_4-Test (in vitro) (oder ETR-Test);
TSH nach TRH-Stimulation;
– Verdacht auf andere endokrine Erkrankungen:
Gonadotropinausscheidung im Urin,
17-Ketosteroidausscheidung im Urin,
C-17-Hydroxykortikosteroid-Ausscheidung im Urin,
Cortisolbestimmung im Blut,
Testosteronbestimmung im Blut (vor und nach HCG-Injektion);
STH-Bestimmung im Blut (vor und nach Insulinstimulation),
ACTH- und Metopirontest,
Bestimmung der Stickstoffretention nach standardisierter Diät vor und nach STH-Gabe,
Glukose-Insulin-Test.

Differentialdiagnostische Kriterien für die Abgrenzung des primordialen und hypophysären Minderwuchses von der verzögerten Entwicklung zeigt die Tabelle 18.
Für die praktisch-klinische Diagnostik des Minderwuchses sind Knochenreifung und Intelligenz besonders zu beachten.

Knochenreifung
Nach der Knochenkernentwicklung ist folgende Gruppeneinteilung der verschiedenen Minderwuchsursachen möglich:
Beschleunigte Knochenreifung (Knochenalter > Lebensalter):
Dyszerebraler Minderwuchs,
Adrenogenitales Syndrom (vgl. S. 209),
Pubertas praecox und Pseudopubertas praecox (vgl. S. 209),
Rheumatoidarthritis.
Normale Knochenreifung (Knochenalter = Lebensalter):
Primordialer Minderwuchs (meist),
Osteochondrodysplasien (meist).

Tabelle 18:
Differentialdiagnose drei wichtiger Minderwuchsformen

	Konstitutionelle Entwicklungs-verzögerung	*Primordialer Minderwuchs*	*Hypophysärer Minderwuchs*
Erblichkeit (familiäres Vorkommen)	ja	ja	nein
Geburtsgewicht	normal	vermindert	normal
Geburtslänge	normal	vermindert	normal
Beginn der Wachstums-störung	Kleinkindes-alter	Geburt	2.–3. Lebens-jahr
Körper-proportionen	normal	normal oder wenig gestört	stark gestört
Zahnentwicklung	verspätet	normal	verspätet
Skelettreifung (Knochenkern-entwicklung)	retardiert, Knochen- und Längenalter sind etwa gleich	alters-ent-sprechend	retardiert, Knochenalter stärker zurück-geblieben als das Längenalter
Epiphysenschluß	um etwa 2 bis 3 Jahre ver-spätet	normal	bleibt ohne Behandlung ganz aus
Genital-entwicklung	verspätet	normal	hypoplastisch
Eintritt der Pubertät	um 2–3 Jahre verspätet	normal	verspätet oder überhaupt nicht
Stammfettsucht	fehlt	fehlt	vorhanden
Sellagröße	normal	normal	klein
Physiognomie	kindlich	jugendlich oder überaltert	altersgemäß oder überaltert
Intelligenz	normal	normal	normal
Grundumsatz	normal	normal	erniedrigt

206

Retardierte Knochenreifung (Knochenalter < Lebensalter):
alle übrigen Minderwuchsformen.

Verminderte Intelligenz
Eine Debilität ist nur bei folgenden Minderwuchsformen obligatorisch:
Hypothyreose,
Dyszerebraler Minderwuchs,
Gonadendysgenesie (*Turner*-Syndrom) (normale oder nur leicht verminderte Intelligenz).
Prader gab daher die Empfehlung, *bei jedem Kinde mit Minderwuchs und Debilität an eine Hypothyreose zu denken* und diese durch entsprechende Untersuchungen zu bestätigen oder auszuschließen. Durch entsprechende Therapie kann – frühzeitiger Behandlungsbeginn vorausgesetzt – eine normale geistige Entwicklung erreicht werden. Während die schwere Schilddrüsenunterfunktion (Athyreose) meist im Säuglingsalter an ihrem typischen Bild erkannt wird (Apathie und Antriebsarmut, Trinkschwäche, große, vorstehende Zunge, trockene Haut, Myxödem, trockene Haare, Muskelhypotonie, Obstipation) können leichtere Funktionsstörungen der Schilddrüse (Hypothyreose) bis ins Schulalter hinein unerkannt bleiben. Die Kinder weisen dann nicht mehr eine so typische Fazies auf, auch wenn ihr Gesicht noch rund, die Gesichtszüge breit, plump und kleinkindhaft erscheinen. Ihre gesamte körperliche und geistige Entwicklung ist retardiert, der Minderwuchs nur ein Begleitsymptom.
Die *Gonadendysgenesie* (*Ullrich-Turner-Syndrom*) wird ebenfalls oft lange übersehen und verkannt. Bei jedem kleinwüchsigen Mädchen sollte an diese Störung gedacht werden. Klinische Hinweise sind Fußrückenödeme im Neugeborenenalter, Schildthorax, Pterygium, weiter Mamillenabstand und tiefsitzende Ohren. Negatives Sexchromatin sichert die Diagnose, während bei positivem Sexchromatin die Entscheidung offen bleibt und erst durch eine Chromosomenanalyse die Klärung zu erreichen ist.

2.16.2.　Höherwuchs

Ursachen

Höherwuchs kann bedingt sein:
- hyperkalorisch (durch Überernährung);
- endokrin,
hyperphysär,
hyperthyreotisch (selten),
durch adrenogenitales Syndrom,
Pseudopubertas präcox (Tumoren!);
- durch sonstige Störungen:
Arachnodaktylie (*Marfan*-Syndrom),
primordialer Höherwuchs,
zerebraler Gigantismus,
Chromosomenanomalien (XYY-Konstellation, XXY-Konstellation).
Am häufigsten ist der Höherwuchs Folge einer – auch als *Adiposogigantismus* bezeichneten – *Mastfettsucht* (vgl. S. 191). Die häufigste Form eines Höherwuchses ohne Fettsucht ist der *primordiale Höherwuchs*.
Die Größe der Eltern, das Manifestationsalter und der klinische Befund – dazu Verlaufsuntersuchungen – genügen meist zur Einordnung eines Höherwuchses.

Übergröße bereits im Neugeborenenalter:
- bei latentem oder manifestem Diabetes mellitus der Mutter als *Fetopathia diabetica* (übergewichtige „Riesenkinder", die als Neugeborene durch Hypoglykämien und Anpassungsstörungen gefährdet sind, sich aber später normal entwickeln);
- bei *primordialem Höherwuchs* (große Eltern, proportionaler Körperbau, reguläre weitere Entwicklung, normale Knochenreifung, normaler Eintritt der Pubertät);
- beim *zerebralen Gigantismus* (auffallend großer Kopf mit hoher Stirn und großen Augenhöhlen, großen und plumpen Händen und Füßen, Knochenalter und Pubertät meist etwas beschleunigt, oft leichter Schwachsinn, pathologisches EEG und leichter Hydrozephalus).

Höherwuchs im .3–10. Lebensjahr, danach Wachstumsstillstand durch vorzeitigen Epiphysenschluß, woraus schließlich ein Minderwuchs resultiert, ist charakteristisch für

208

– das *adrenogenitale Syndrom* (partielle Nebennierenrinden-insuffizienz mit kompensatorischer ACTH-Überproduktion, Nebennierenhyperplasie und vermehrter Androgenausscheidung) mit Virilisierungserscheinungen;

– die *Pubertas praecox* (vorzeitige Gonadotropinausschüttung mit frühzeitiger sexueller Reife).

Beachte: In jedem Lebensalter können hormonaktive Tumoren einen Höherwuchs bewirken:

– bei isoliertem Höherwuchs ein Adenom des Hypophysenvorderlappens,

– bei (Pseudo-)Pubertas praecox durch Hoden- oder Ovarialtumoren.

Ausschluß eines Hypophysentumors muß durch Augenhintergrunduntersuchung, Schädel-Röntgen-Aufnahmen und EEG erfolgen (vgl. S. 163), *nach einer einseitigen Hodenvergrößerung oder palpablen Ovarialtumoren muß gezielt gesucht werden.*

Bei Knaben, die im Vergleich zu den Eltern extrem groß sind, muß an eine nicht seltene chromosomale Aberration, das *XYY-Syndrom*, gedacht werden (normale Genitalentwicklung, geistige Retardierung, oft auffällig assoziales und aggressives Verhalten) (Bestätigung der Diagnose durch Chromosomenanalyse).

Bei Höherwuchs mit Debilität, verspäteter Pubertät und Hodenhypoplasie handelt es sich um eine weitere häufige Chromosomenaberration, das *Klinefelter*-Syndrom (mit XXY-Konstellation).

Nach *Wiedemann* sollte bei jedem Knaben mit

– Debilität,

– verzögertem Eintritt der Pubertät und eunuchoiden Körperproportionen,

– Gynäkomastie,

– zu kleinen Testes (bezogen auf die Entwicklung der sekundären Geschlechtsmerkmale)

ein solches Syndrom erwogen werden und durch Feststellung der Sexchromatin-Positivität (an Epithelien der Mundschleimhaut) bestätigt, bzw. durch negatives Sexchromatin ausgeschlossen werden.

Kinder mit *Marfan-Syndrom* weisen einen unproportionierten Höherwuchs, einen typischen leptosomen Habitus mit langen und dünnen Extremitäten (Arachnodaktylie) sowie diverse variable Stigmata einer Mesenchymschwäche auf.

Prognose des Höherwuchses

Da heute bei hochwüchsigen Mädchen eine Östrogenbehandlung erwogen wird, wenn die voraussichtliche Erwachsenengröße über

180–181 cm liegt, ist die Vorhersage der endgültigen Größe von allgemeinem Interesse geworden. Sie kann aus Körpergröße und (Handwurzel-)Skelettalter mit den von *Bayley* und *Pinneau* angegebenen Tabellen (abgedruckt im Handskelettatlas von *Greulich* und *Pyle*[1]) erfolgen.

Diese Werte können unter zwei Bedingungen als zuverlässig gelten:

– Alter der Kinder über 6 Jahre;

– Differenz zwischen chronologischem und Skelettalter höchstens 2 Jahre.

Tabelle 19:
Normalbereichsgrenzen für das kindliche Längenwachstum nach den Normalwerten von *Sälzler/Marcusson/Oehmisch* (in Zentimetern)

Alter	Knaben				Mädchen			
	$-3\,s$	$-2\,s$	$+2\,s$	$+3\,s$	$-3\,s$	$-2\,s$	$+2\,s$	$+3\,s$
1 M.	46	49	60	63	46	49	59	61
2 M.	48	51	64	67	48	51	63	66
3 M.	51	55	68	71	51	54	66	69
4 M.	54	57	70	73	53	56	69	72
5 M.	56	59	73	77	55	58	71	74
6 M.	57	61	76	79	57	60	74	77
7 M.	60	63	77	80	59	62	75	78
8 M.	61	64	78	81	59	63	77	80
9 M.	62	66	80	83	60	64	78	81
10 M.	63	67	80	84	63	66	78	81
11 M.	65	68	81	84	63	67	79	83
1 J.	64	68	84	87	64	68	81	85
1¼ J.	67	71	86	90	66	70	85	88
1½ J.	69	73	89	93	67	73	88	91
1¾ J.	72	76	92	96	70	75	89	94
2 J.	74	78	96	98	73	77	93	97
2¼ J.	76	80	96	100	75	79	95	99
2½ J.	79	83	98	102	77	81	98	102
2¾ J.	80	84	101	105	79	83	100	104
3 J.	82	86	102	106	82	86	101	105
	↑	↑	↑	↑	↑	↑	↑	↑	↑	↑
	(a)	(b)	(c)	(d)	(e)	(a)	(b)	(c)	(d)	(e)

[1] *Greulich*, W. W., and S. I. *Pyle:* Radiographic atlas of skeletal development of the hand and wrist, 2. Aufl., Stanford 1959.

Alter	Knaben				Mädchen			
	$-3\,s$	$-2\,s$	$+2\,s$	$+3\,s$	$-3\,s$	$-2\,s$	$+2\,s$	$+3s$
$3^1/_4$ J.	83	88	104	109	82	86	104	108
$3^1/_2$ J.	85	90	106	111	84	88	106	110
$3^3/_4$ J.	87	92	110	115	87	92	110	115
4 J.	89	94	112	117	88	93	111	116
$4^1/_4$ J.	91	96	114	119	90	95	113	118
$4^1/_2$ J.	93	98	116	121	92	97	115	120
$4^3/_4$ J.	94	99	117	122	94	99	117	122
5 J.	96	100	120	124	96	100	120	124
$5^1/_4$ J.	98	102	122	126	97	101	121	125
$5^1/_2$ J.	99	103	123	127	99	103	123	127
$5^3/_4$ J.	101	105	125	129	100	104	124	128
6 J.	101	106	126	131	101	106	126	131
$6^1/_4$ J.	103	108	128	133	102	107	127	132
$6^1/_2$ J.	104	109	129	134	104	109	129	134
$6^3/_4$ J.	106	111	131	136	105	110	130	135
7 J.	107	112	132	137	107	112	132	137
$7^1/_4$ J.	109	114	134	139	108	113	133	138
$7^1/_2$ J.	110	115	135	140	110	115	135	140
$7^3/_4$ J.	111	116	136	141	111	116	136	141
8 J.	111	116	138	143	111	116	138	143
$8^1/_4$ J.	113	118	140	145	113	118	140	145
$8^1/_2$ J.	114	119	141	146	114	119	141	146
$8^3/_4$ J.	116	121	143	148	115	120	142	147
9 J.	115	121	145	151	114	120	144	150
$9^1/_4$ J.	116	122	146	152	116	122	146	152
$9^1/_2$ J.	118	124	148	154	117	123	147	153
$9^3/_4$ J.	119	125	149	155	118	124	148	154
10 J.	119	125	151	157	117	124	150	157
$10^1/_4$ J.	120	126	152	158	119	126	152	159
$10^1/_2$ J.	121	127	153	159	120	127	153	160
$10^3/_4$ J.	123	129	155	161	122	129	155	162
11 J.	123	130	156	163	122	129	157	164
$11^1/_4$ J.	124	131	157	164	124	131	159	164
$11^1/_2$ J.	126	133	159	166	126	133	161	166
$11^3/_4$ J.	127	134	160	167	127	134	162	167
12 J.	128	134	162	168	128	135	165	172
	↑	↑	↑	↑	↑	↑ ↑	↑	↑ ↑
	(a)	(b)	(c)	(d)	(e) (a)	(b)	(c)	(d) (e)

Alter	Knaben				Mädchen			
	−3 s	−2 s	+2 s	+3 s	−3 s	−2 s	+2 s	+3 s
12¹/₄ J.	130	136	164	170	129	136	166	173
12¹/₂ J.	131	137	165	171	130	137	167	174
12³/₄ J.	132	138	166	172	132	139	169	176
13 J.	131	138	170	177	134	141	169	176
13¹/₄ J.	133	140	172	179	136	143	171	178
13¹/₂ J.	135	142	174	181	137	144	172	179
13³/₄ J.	137	144	176	183				
14 J.	136	144	178	186	139	146	172	179
14¹/₄ J.	137	145	179	187				
14¹/₂ J.	139	147	181	189	140	147	173	180
14³/₄ J.	140	148	182	190				
15 J.	143	151	183	191	142	149	173	180
15¹/₄ J.	144	152	184	192				
15¹/₂ J.	146	154	186	194	143	150	174	181
16 J.	150	157	187	194	144	150	174	180
16¹/₂ J.	152	159	189	196	145	151	175	181
17 J.	153	160	188	195	145	151	175	181
17¹/₂ J.	154	161	189	196	145	151	175	181
18 J.	154	161	189	196	145	151	175	181
	↑	↑	↑	↑	↑	↑	↑	↑	↑	↑
	(a)	(b)	(c)	(d)	(e)	(a)	(b)	(c)	(d)	(e)

Beurteilung: (a) Zwergwuchs (b) Kleinwuchs (c) normaler Wuchs
(d) Hochwuchs (e) Riesenwuchs

2.17. Sinnesstörungen

2.17.1. Hörstörungen

Beeinträchtigung oder Ausfall des Gehörs (Schwerhörigkeit oder Taubheit) sind die häufigsten Sinnesstörungen im Kindesalter und können, wenn sie länger bestehen, erhebliche Störungen der psychischen und intellektuellen Entwicklung sowie der sozialen Einordnung zur Folge haben. Eine möglichst frühzeitige Diagnostik ist darum notwendig.

Während die Bestimmung der Hörschwelle mit der Audiometrie erst im Schulalter möglich ist, können durch die Spielaudiometrie auch bereits bei Kleinkindern und neuerdings durch die sog. Computeraudiometrie (Registrierung der akustisch evozierten Potentiale im EEG) sogar bei Säuglingen objektive Hörprüfungen erfolgen

Daher *sollte jedes Kind, bei dem Verdacht auf eine Hörstörung besteht,* die nicht durch äußere vorübergehende Ursachen erklärbar ist (etwa Cerumen im äußeren Gehörgang, das durch Spülung entfernt wurde, oder eine Otitis media), *sofort einem HNO-Arzt zur weiteren Abklärung überwiesen werden.*

Den ersten Verdacht auf eine Taubheit (oder hochgradige Schwerhörigkeit) äußert meist eine aufmerksame Mutter, die bemerkt, daß ihr Säugling auch im 2. Lebensquartal nicht auf Schallreize reagiert, sich nicht einer Schallquelle zuwendet und später auch keine beginnende Sprachentwicklung zeigt. Solche Beobachtungen der Mutter müssen sehr genau beachtet werden und dürfen keinesfalls bagatellisiert werden.

Beachte: Reaktionen eines Säuglings auf lautes Türenzuschlagen oder vorüberfahrende Fahrzeuge können rein mechanisch-taktil ausgelöst sein und beweisen nicht, daß Hörreste oder ein normales Gehör vorhanden sind.

Die Hörstörung kann zentral bzw. im Innenohr oder im schallleitenden Apparat lokalisiert sein.

Bei älteren Kindern ist eine groborientierende Entscheidung schon durch die klassischen Stimmgabelproben möglich:

Bei einseitiger bzw. seitendifferenter Schwerhörigkeit wird der Ton einer im Scheitelbereich in der Mitte aufgesetzten Stimmgabel (*Weber*scher Versuch) scheinbar nur auf einer Seite vernommen (lateralisiert), und zwar bei einer Schalleitungsstörung paradoxerweise auf der schlechter (!!) hörenden Seite, bei einer Schallempfindungsstörung auf der besser hörenden Seite. Vergleicht man bei jeweils gleich stark angeschlagener Stimmgabel nacheinander auf beiden Seiten die Abklingdauer vor dem Gehörgang (Luftleitung) und nach Aufsetzen der Stimmgabel auf das Planum mastoideum hinter dem Ohr (Knochenleitung), so überwiegt normalerweise (oder bei einer Schallempfindungsstörung) die Luftleitung, d.h., die Abklingdauer vor dem Gehörgang ist länger (*Rinne*scher Stimmgabelversuch positiv). Nur bei einer Schalleitungsstörung überwiegt die nicht beeinträchtigte Knochenleitung, d.h., die Abklingdauer hinter dem Ohr ist größer (*Rinne*scher Versuch negativ).

Ob überhaupt eine Hörstörung vorliegt, kann bei älteren Kindern ganz grob geprüft werden, indem man sie Zahlen (oder Tiernamen) aus verschiedenen Entfernungen nachsprechen läßt. Normalerweise muß Flüstersprache bis auf mindestens 6 m Entfernung, gewöhnliche Umgangssprache bis aus 10 m Entfernung fehlerfrei verstanden werden.

Wenn durch eine Hilfsperson bei der Prüfung mit Flüstersprache jeweils an einem Ohr der Tragus mit dem leicht hin und her bewegten Finger in den Gehörgang gedrückt und das Ohr so „vertäubt" wird, kann auch das Hörvermögen jedes der beiden Ohren einzeln überprüft werden.

Ursachen

Störungen der Schallempfindung:
Sie sind meist durch eine Störung im Innenohr, selten durch Schäden der zentralen Hörbahn oder der zentralen Hörfelder in beiden Schläfenlappen bedingt.

Einer relativ kleinen Gruppe *angeborener Hörstörungen:*
– sporadische Taubstummheit (rezessiv vererbt),
– hereditär-degenerative Taubstummheit (dominant vererbt) (auch in Kombination mit anderen Fehlbildungen vorkommend),

steht eine größere Zahl *pränatal* oder *perinatal erworbener* Hörstörungen (alle Schweregrade bis zur völligen Taubheit) gegenüber:
– Hörstörungen nach Rötelnembryopathie,
– Hörstörungen nach pränataler Toxoplasmoseinfektion,
– Hörstörungen nach intrauteriner Hypoxämie,
– Hörstörungen nach Morbus haemolyticus neonatorum durch Rh-Unverträglichkeit (Kernikterus),
– Hörstörungen nach Hyperbilirubinämie (Kernikterus),
– Hörstörungen nach geburtstraumatischen Hirnschäden.

Postnatal erworbene Innenohrschäden treten auf nach:
– eitriger Labyrinthitis (fortgeleitet von einer Otitis media),
– eitriger Meningitis,
– seröser Meningitis ⎫ u.a. bei Mumps, Influenza, Varizellen
– Enzephalitis, ⎭ und Masern
– Zoster oticus,
– Hypothyreose

- Schädelhirntraumen (mit Felsenbeinfraktur, Labyrinthblutung oder Verletzung des N. acusticus),
- Neurinom des N. acusticus,
- iatrogene Schäden (u. a. nach parenteraler Anwendung von Streptomyzin, Kanamyzin oder Neomyzin),
- Vergiftungen (u. a. durch Kohlenmonoxyd und nach Lebensmittelvergiftungen).

Die weitere Klärung dieser Hörstörungen und evtl. Behandlungsversuche einschließlich Verordnung eines Hörgerätes sind Aufgabe des HNO-Facharztes.

Störungen der Schalleitung:
Diese kommen *angeboren* vor bei
- Gehörgangsatresie,
- angeborenen Fehlbildungen des Mittelohres.

Sie sind jedoch meist *erworben* durch folgende Erkrankungen:
- Verlegung des Gehörganges durch:
Cerumen,
obturierende Fremdkörper (z. B. Erbsen),
Gehörgangsfurunkel,
Sekret,
eine diffuse Otitis externa;
- akute oder chronische Otitis media;
- Bestehenbleiben einer großen Trommelfellperforation nach Otitiden;
- narbige Verwachsungen im Mittelohr nach entzündlichen Erkrankungen (sog. Adhäsivprozeß);
- Tubenmittelohrkatarrh;
- traumatisch (nach Ohrfeigen oder Schädelhirntraumen):
Trommelfellruptur,
Luxation der Gehörknöchelchen;
- Mittelohrsarkom.

Untersuchungsgang

Durch das Erheben einer genauen Anamnese (Vorkrankheiten! Verlauf der Hörstörung und Begleitsymptome) und eine Otoskopie kann jeder Kinderarzt viele dieser Erkrankungen erkennen und behandeln. Im Zweifelsfall sollte er jedoch einen HNO-Facharzt zu Rate ziehen.

2.17.2. Sehstörungen

Die engen anatomischen und funktionellen Beziehungen zwischen dem Gehirn einerseits und dem Sehnerven und der Retina andererseits erklären es, daß bei vielen zerebralen Erkrankungen das Auge als „Spiegelbild des Gehirns" mitbetroffen wird. *Darum gehört unbedingt zu jeder Untersuchung eines Kindes mit Verdacht auf einen zerebralen Prozeß die Untersuchung des Augenhintergrundes durch einen erfahrenen Ophthalmologen.* Ebenso werden dem Kinderarzt nicht selten Patienten zur zentralen Diagnostik überwiesen, die wegen Sehstörungen den Augenarzt aufsuchten und bei denen dieser Augenhintergrundsveränderungen als ersten Hinweis auf eine mögliche zerebrale Erkrankung fand. Klinisches Leitsymptom dieser Augenveränderungen sind der fortschreitende *Sehverlust* oder die völlige *Blindheit* (Amaurose). Ältere Kinder berichten spontan davon, wenn ihre Sehkraft nachläßt, oder werden beim Malen und Spielen oder in der Schule auffällig. Beim Säugling muß der Verdacht auf eine Sehstörung geäußert werden, wenn das Kind nach dem 3. Lebensmonat nicht fixiert und den Kopf nicht einer Lichtquelle zuwendet. Außerdem wird bei blinden Säuglingen und Kleinkindern das „digito-okuläre Phänomen" beobachtet, ein auffälliges Bohren mit den Fingern im Auge. Bei diesen Kindern sieht man außerdem unkoordinierte, ruckartige (horizontale oder drehende) Augenbewegungen (Blindennystagmus).

Zu den Befunden, die vom Augenarzt durch die Spiegeluntersuchung des Augenfundus erhoben werden können, gehören:
- Stauungspapille (Papillenödem und Prominenz (Vorwölbung) der Papilla nervi optici, deren Ausmaß in Dioptrien angegeben wird);
- primäre oder sekundäre Sehnervenatrophie;
- Retinitis pigmentosa;
- Makuladegeneration;
- angiomatöse oder tumoröse Fehlbildungen der Retina;
- retrolentale Fibroplasie.

Diese Befunde können durch folgende zerebrale oder Allgemeinerkrankungen verursacht werden:

216

Ursachen

Ursachen einer Stauungspapille:
Wichtiger (aber nicht obligater) Hinweis auf eine intrakranielle
Drucksteigerung.
Außer *Hirntumoren* und *intrakraniellen Blutungen* (s. S. 173)
kommen als seltenere Ursachen weiterhin in Frage: u. a.
eitrige oder seröse Meningitis,
Meningosis leucaemica,
Enzephalitis,
subakute sklerosierende Panenzephalitis,
plötzlicher Steroidentzug (sog. ,,Pseudotumor cerebri''),
Spinaltumor,
Sinusthrombose,
Hydrozephalus,
prämature Nahtsynostose,
Vitamin-A-Intoxikation.

Ursachen einer Optikusatrophie:
Angeborene einseitige Sehnervenhypoplasie (= primäre Optikus-
atrophie) (nicht progressive Schwachsichtigkeit, verkleinerte
Sehnervenpapille, verkleinertes Foramen nervi optici).
Tumorbildung im Bereich des N. opticus, des Chiasma oder im
Retroorbitalraum (progressive Schwachsichtigkeit, normal-
große, abgeblaßte Papille, vergrößertes Foramen nervi optici)
– isoliert;
– im Rahmen einer Neurofibromatose *Recklinghausen.*
Sekundäre Optikusatrophie (Folge einer lange bestehenden
Stauungspapille).

Ursachen einer Retinitis pigmentosa
(Pigmenteinlagerung in das degenerativ veränderte Neuro-
epithel der Retina):
– isoliert als rezessives oder dominantes Erbleiden;
– auch spontan vorkommend;
– in verschiedenen Syndromen mit anderen Symptomen kombiniert, u. a.
Laurence-Moon-Biedl-Syndrom (zusammen mit Fettsucht, geisti-
ger Retardierung, Hypogenitalismus, Poly- oder Syndaktylie),
Refsum-Syndrom (zusammen mit zerebellärer Ataxie, Polyneuritis und Liquoreiweißerhöhung),

Usher-Syndrom (zusammen mit einer angeborenen Innenohrschwerhörigkeit).

Ursachen der Pigmenteinlagerung in die Chorioidea:
Pränatale Infektionen mit:
Röteln,
Mumps,
Hepatitis epidemica,   feinherdige Pigmentierungen
Lues,
Toxoplasmose,   grobe pigmentierte Narben im
Zytomegalie.   zentralen Bereich

Bei jeder Pigmenteinlagerung am Augenhintergrund sind außer serologischen Untersuchungen auf Röteln, Toxoplasmose, Zytomegalie, Lues auch eine Liquoruntersuchung, Schädel-Röntgenaufnahmen zur Suche nach intrakraniellen Verkalkungen angezeigt. Außerdem sollte nach anderen Folgen einer pränatalen Infektion gesucht werden (u.a. Hepato-Splenomegalie, Skelettveränderungen, Hydrozephalus, psychomotorische Retardierung, spastische Lähmungen).

Zur Abgrenzung der Retinitis pigmentosa hat sich in der Ophthalmologie das ERG (Elektroretinogramm) besonders bewährt.

Ursachen der Makuladegeneration:
– isoliert als rezessives Erbleiden (Beginn erst nach dem 10. Lebensjahr),
– bei der ebenfalls rezessiv vererbten *infantilen amaurotischen Idiotie (Tay-Sachs)*: Beginn schon im 2. Lebenshalbjahr zusammen mit anderen zerebralen Erscheinungen (progressive Demenz, spastische Diplegie, tonisch-klonische Krämpfe) durch Gangliosidspeicherung in allen Ganglienzellen,
– bei anderen seltenen Thesaurismosen.

Ursachen der Retinafehlbildungen:
Diese kommen u.a. in Form von angiomatösen oder tumorösen Veränderungen als Begleitsymptom vor bei den sog. Phakomatosen (*Sturge-Weber*-Syndrom, *Hippel-Lindau*-Syndrom, tuberöse Hirnsklerose).

Ursachen plötzlicher Erblindung:
Eine einseitig oder doppelseitig auftretende plötzliche Erblindung ist bei Kindern selten und dann meist reversibel.

Die Ursachen können passagere *Durchblutungsstörungen* in der A. ophthalmica oder der A. centralis retinae sein infolge von
– Schädelhirntraumen,
– Migräneattacken,
– embolischen oder thrombotischen Prozessen,
– intrakraniellen Aneurysmen
oder als *entzündliche Veränderungen* in Form der Neuritis nervi optici (kann auch rezidivierend auftreten als Frühsymptom einer späteren multiplen Sklerose)
oder als toxisch bedingte *Optikusatrophie* (selten) nach der Langzeitbehandlung mit Chloramphenicol.
Jedes Kind mit einer – evtl. auch nur flüchtigen – Sehstörung muß unbedingt sofort einem erfahrenen Augenarzt zur gründlichen Untersuchung vorgestellt werden.

2.17.3. Riechstörungen

Störungen der Geruchswahrnehmung werden im Kindesalter nur sehr selten diagnostiziert, obwohl sie vermutlich häufiger vorkommen. Es gibt jedoch bis heute keine verläßlich objektive Untersuchungsmethode zur Prüfung des Geruchssinnes.
Die wichtigsten Ursachen einer passageren Riechstörung sind eine starke Rhinitis oder eine Polyposis nasi, die zur Verlegung der Nase führen.
Eine plötzliche Anosmie kann auftreten bei
– Schädelhirntraumen (Frakturen der Lamina cribriformis),
– Blutungen im Frontalhirnbereich,
– Hirntumoren,
– Hydrozephalus,
– eitriger Meningitis,
– Enzephalitis,
– Bleivergiftungen
sowie anderen Erkrankungen des ZNS, die auch die zentrale Riechbahn oder das sensorische Riechzentrum im Hippokampus mit betreffen. Bleibende Verluste des Geruchssinnes können auch geburtstraumatische Hirnschäden hinterlassen.

2.17.4. Geschmacksstörungen

Infolge der dreifachen Versorgung der Zunge mit sensorischen
Fasern aus dem N. glossopharyngeus, dem N. trigeminus (über
den N. mandibularis zum N. lingualis) und dem N. facialis
(Chorda tympani) werden vollständige Ausfälle des Geschmacks-
sinnes kaum einmal beobachtet.
Häufiger sind die – nur mit sehr subtiler Untersuchungstechnik
nachweisbaren – partiellen Ausfälle und Mißempfindungen, die
bei lokalen Erkrankungen der Mundhöhle sowie nach der Einnahme reizender oder anästhesierender Medikamente vorkommen.

Dank sage ich
den Mitarbeitern des Steinkopff-
Verlages für ihren Einsatz bei
der Realisierung meiner Konzep-
tionen,
meinen Lehrern in der Klinischen
Pädiatrie für das mir vermittelte
Wissen und die erwiesene Förde-
rung sowie allen Kollegen und
Freunden, ohne deren Mithilfe,
kritische Hinweise und An-
regungen dieses Buch nicht ent-
standen wäre.

Der Autor

Literatur

In Anbetracht der Zielsetzung dieses Buches können hier nur einige grundlegende und weiterführende Bücher – keine Zeitschriftenaufsätze – genannt werden, wobei besonders die Verlagsproduktion der DDR berücksichtigt wurde.

Bärschneider, M.: Kleines Diagnostikon. Differentialdiagnose klinischer Symptome. 14. Aufl., Jena 1966

Breunung, M., u. *M. Breunung:* Die Harnweginfektion im Kindesalter. Leipzig 1974

Biesalski, P.: Die Hals-Nasen-Ohren-Krankheiten im Kindesalter. Stuttgart 1960

Bürger, M.: Klinische Fehldiagnosen. Stuttgart 1953

Catel, W.: Differentialdiagnostische Symptomatologie von Krankheiten des Kindesalters. 1. Aufl., Leipzig 1944, 2. Aufl., Stuttgart 1951, 3. (stark erweiterte) Aufl. in 3 Bänden unter dem Titel „Differentialdiagnose von Krankheitssymptomen bei Kindern und Jugendlichen", Stuttgart 1961–1964

Dieckhoff, J. (Hrsg.): Lehrbuch der Pädiatrie. 3. Aufl., Berlin 1975

Dietel, K.: Die Haut und ihre Erkrankungen im Kindesalter. Leipzig 1957

Feer, E.: Diagnostik der Kinderkrankheiten. 6. Aufl., Wien 1951

Filatov, N. F.: Semiotika i diagnostika detskich boleznej. (Semiotik und Diagnostik der Kinderkrankheiten.) Moskau 1949

Gross, R.: Medizinische Diagnostik. Grundlagen und Praxis. Berlin, Heidelberg, New York 1969

Grossmann, P.: Pädiatrische Nephrologie. Leipzig 1970

Hegglin, R.: Differentialdiagnose innerer Krankheiten. 11. Aufl., Stuttgart 1969

Hertl, M.: Das Gesicht des kranken Kindes. München und Berlin 1962

Illingworth, R. S.: Common symptoms of disease in children. Oxford and Edinburgh 1967

Janzen, R.: Entstehung von Fehldiagnosen. Stuttgart 1970

Joppich, G. (Hrsg.): Lehrbuch der Kinderheilkunde („*Feer-Kleinschmidt*"). 22. Aufl., Stuttgart und Jena 1971

Lagos, J. C.: Differential diagnosis in pediatric neurology. Boston 1971

Leiber, B., und *G. Olbrich:* Die klinischen Syndrome. 5. Aufl., München und Berlin 1972/1973

Lillington, G. A., and *R. W. Jamplis:* A diagnostic approach to chest diseases – differential diagnoses based on roentgenographic patterns. Baltimore 1965

Lohmann, D., W. Schubert u. *M. Kawalle:* Symptome und Diagnostik innerer Krankheiten. Leipzig 1975

Ocklitz, H. W., H. H. Schmitz u. *E. F. Schmidt:* Pädiatrische Arbeitsrichtlinien. Leipzig 1971

Otto, W., K. Hambsch u. *H. Treutler:* Medizinisch-poliklinische Diagnostik. Differentialdiagnose in Leitsymptomen. 2. Aufl., Jena 1975

Pfaundler, M.: Semiotik der Kinderkrankheiten. In: M. Pfaundler u. A. Schlossmann (Hrsg.): Handbuch der Kinderkrankheiten. I. Band, I. Hälfte, pp. 29–216, Leipzig 1906

Pflüger, W.: Differentialdiagnostik in der Pädiatrie. Dresden und Leipzig 1931

Plenert, W., u. W. Heine: Normalwerte. Untersuchungsergebnisse beim gesunden Menschen unter besonderer Berücksichtigung des Kindesalters. 3. Aufl., Berlin 1969

Steiniger, U., u. V. Dietel: Lebensbedrohliche Erkrankungen im Kindesalter. Symptomatik–Diagnostik–Therapie. Jena 1970

Steiniger, U., u. H. Theile (Hrsg.): Funktionsdiagnostik im Kindesalter. Leipzig 1975

Stobbe, H., u. H. Herrmann: Diagnostik- und Therapieschemata hämatologischer Erkrankungen. Berlin 1971

Solé, A.: Technik der kinderärztlichen Differentialdiagnostik. Basel 1948

Weingärtner, L., u. H.-J. Dietzsch (Hrsg.): Chronische Bronchitis im Kindesalter. Leipzig 1975

Nach Abschluß des Manuskriptes erschienen u. a. folgende wichtige Werke zum Thema dieses Buches, die eine wichtige Ergänzung bedeuten:

Ewerbeck, H.: Differentialdiagnose von Krankheiten im Kindesalter. Ein Leitfaden für Klinik und Praxis. Berlin, Heidelberg und New York 1976

Heine, W., W. Plenert u. I. Richter: Labordiagnostik. Untersuchungsergebnisse bei kranken Menschen unter besonderer Berücksichtigung des Kindesalters. Berlin 1976

Klatt, R.: Leitsymptome. Einführung in die Differentialdiagnostik für Studenten. Berlin 1975 (In diesem Buch werden kinderärztliche Gesichtspunkte nicht berücksichtigt.)

Register

227